Enkelt Punkt Akupunktur

KLINISK BEHANDLING

单穴针炎临床治疗

Sumiko Knudsen

Ph.D.
Practitioner.DK

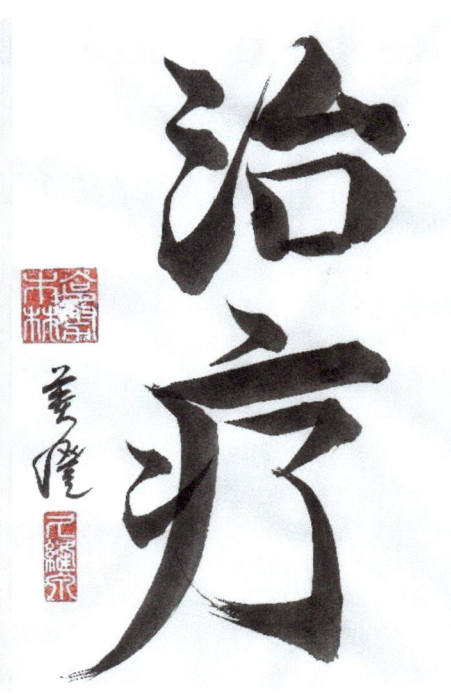

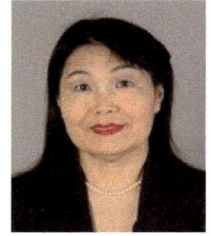

Sumiko Knudsen er født i Japan, og hun har i mange år boet i USA, UK og Danmark. Hun blev uddannet på Nordic College of Chinese Acupuncture i Danmark, og derefter fortsatte hun og studerede ved Beijing University of TCM i Kina. Derefter studerede hun på Nanjing University of TCM i Kina, og hun fik Ph.D. Hun er en privatpraktiker i Danmark.

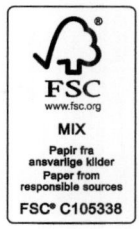

© 2024 Sumiko Knudsen
Forlag: BoD – Books on Demand, Hellerup, Danmark
Tryk: BoD – Books on Demand, Norderstedt, Tyskland

ISBN: 9788743058854

INDHOLD

INTRODUKTION

Enkeltpunktsterapien er en vigtig terapi i traditionel kinesisk medicin. Brug af enkeltpunktsterapi er kende tegnet ved gode helbredende virkninger.

Akupunkturpunkter er de steder, hvor akupunkturnålen anvendes til behandling af sygdomme. Akupunkturpunktets placering og det terapeutiske resultat hænger sammen.

Bearbejdningen sker ved at indsætte tynde engangsnåle i specifikke punkter, der vedrører de indre organer. På denne måde aktiveres kroppen med flow af Qi (energi).

Denne bog vejleder efter principperne for ordination og kombination af akupunkturpunkter, og den gør det nemt at finde akupunkturpunkter for sygdomme. Placeringen af akupunkturpunkter er bestemt relateret til fysiologiske funktioner.

Stimulering af akupunkter i meridianer af det berørte område kan være effektivt og stimulere meridianpunkter for hver sygdom til at nærme sig det berørte område. Stimulering gennem akupunkturpunktet kan korrigere ubalance og blokeringer i energistrømmen for at genoprette sundheden.

Sumiko Knudsen 克努森澄子

12

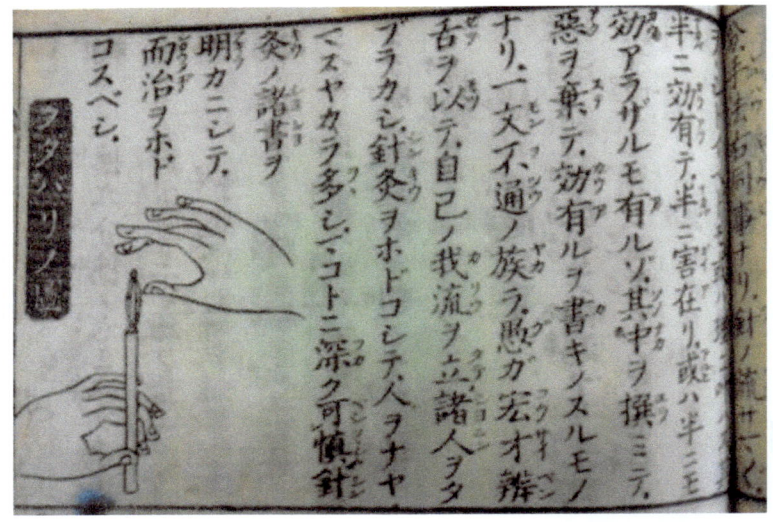

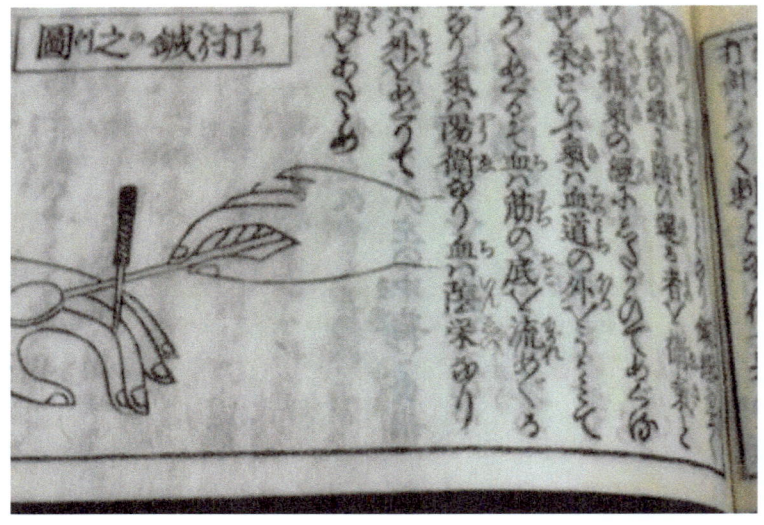

Edo periode omkring 1600

KAPITEL 1 Intern Medicin
1-1Mavesmerter 腹痛 Futong

Intern Ophobning af Kulde:
Pludselig voldsom smerte, som reagerer på varme og forværres af kulde. Andre manifestationer inkluderer løs afføring, rigelig urin, hvid belagt tunge, dyb spændt eller dyb langsom puls.

- **Behandling**
  Recepter

- **Hovedpunkt**
  P-6 (内关 Neiguan)

- Luo-forbindelsespunkt i Hjertesækmeridian.

- Påhåndflade side af underarmen, 2 cun over den tværgående fold på håndleddet, på linjen, der forbinder P-3 (Quze 曲泽) og P-7 (Daling 大陵), mellem senerne på palmaris longus og flexor carpi radialis.

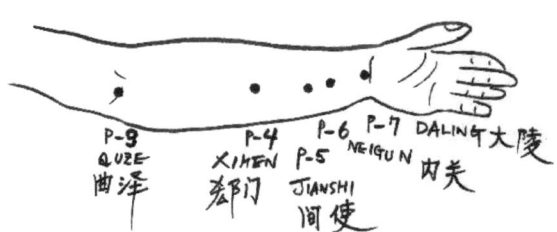

- **Sekundært punkt
  ST-36 (Zusanli 足三里)**
- He-Sea punkt i Mavemeridian.
- 3 cun lavere end ST-35 (Dubi 犊鼻), en fingerbredde (langfinger) på siden af forkanten af skinnebenet.

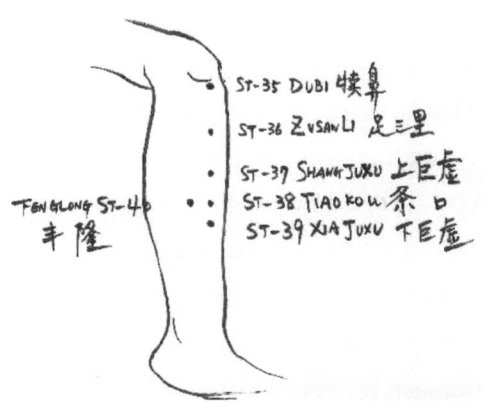

1-2 Mavesmerter af Madforgiftning
Weitongshiwuzhongdu 胃痛食物中毒

Det er madforgiftning og maven gør ondt.

- **Behandling**
  Recepter
- **Hovedpunkt**
  EX (Lineiting 里内庭)
- Dette Ex-punkt er direkte på sålen/bagside af
  ST-44.
  *ST-44 (Neiting 内庭)... På fodryggen, mellem anden og
  tredje tå, i ende af den lodrette fold.

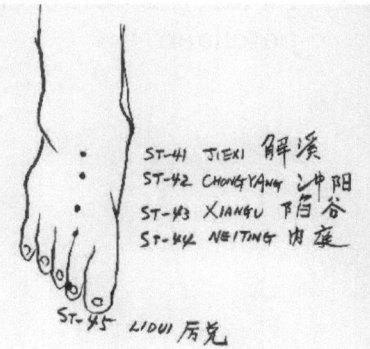

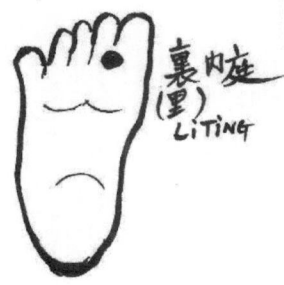

1-3 Mavekramper 胃痉挛 Weijingluan

Mavekramper er en tilstand, hvor maven trækker sig unormalt sammen og er ledsaget af stærke smerter. Årsagen er stress eller ubalance i nervesystemet.

- **Behandling**
  Recepter
- **Hovedpunkt**
  ST-34 (Liangqiu 梁丘)
- Xi-Cleft punkt i Mavemeridian.
- På låret, 2 cun over superiolaterale kant af patellaen.

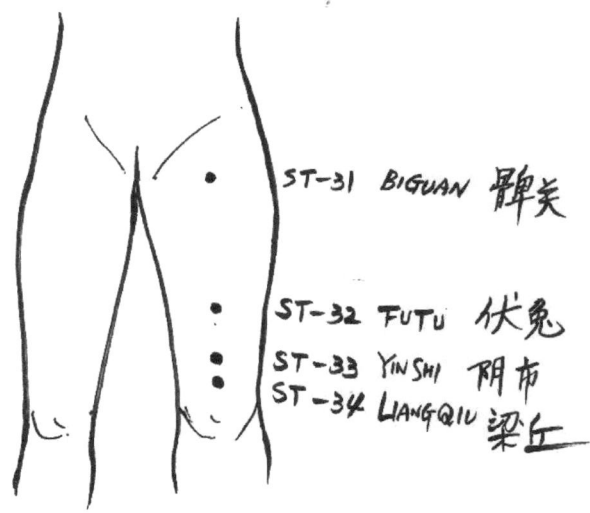

ST-31 BIGUAN 髀关

ST-32 FUTU 伏兔

ST-33 YINSHI 阴市
ST-34 LIANGQIU 梁丘

1-4 Tyngde i Maven 胃沉重 Weichenzong

En tung mave kommer fra fordøjelsesbesvær.
Det hjælper ikke kun med at forbedre funktionen af maven, men også fordøjelsessystemet, herunder tyndtarmen, mellemgulvet og tyktarmen.

- **Behandling**
  Recepter
- **Hovedpunkt**
  ST-45 (Lidui 厉兑)
- På lateralsiden af anden tå, 0,1 cun ved siden af neglens hjørne.

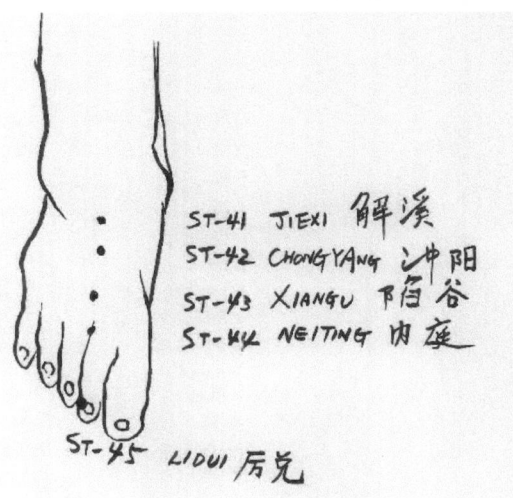

ST-41 JIEXI 解溪
ST-42 CHONGYANG 沖阳
ST-43 XIANGU 陌谷
ST-44 NEITING 内庭

ST-45 LIDUI 厉兑

1-5 Astma 哮喘 Xiaochuan

Dette angribes med forskellige antigener, som er pollen, støv m.m. De patogene karakteristik er muskelødem, bronkospasme og bronkial obstruktion. Disse angribes med hvæsende vejrtrækning og ekspiratorisk dysnø.

- **Behandling**
  Recepter
- **Hovedpunkt**
  REN-17 (Shanzhong 膻中)
- Front Mu-punkt på Hjertesæk.
- På niveauet for det fjerde intercostale rum, midtpunkt på linjen, der forbinder begge brystvorter

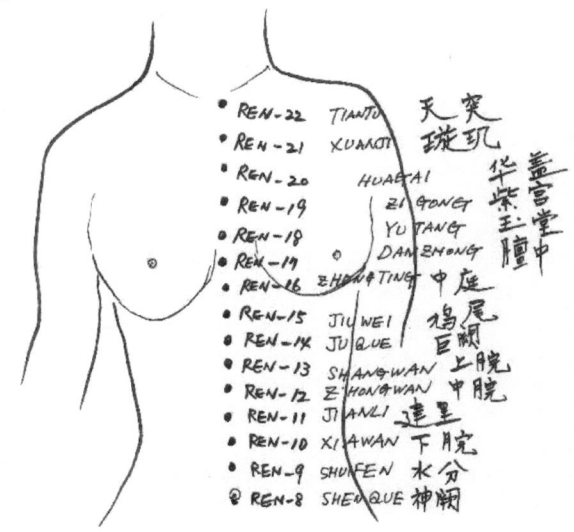

1-6 Bronkitis 支气管炎 Zhiqìguanyan

Dette er betændelse i luftrøret eller bronkierne forårsaget af bakterie-, virus-, fysisk og kemisk irritation. Det har normalt symptomer på feber, mod forkølelse og infektion i de øvre luftveje. Hovedymptom er hoste.

- **Behandling**
  Recepter
- **Hovedpunkt**
  REN 22 (Tiantu 天突)
- På halsen, i midten af den fossa jugularis sternalis (suprasternal fossa).

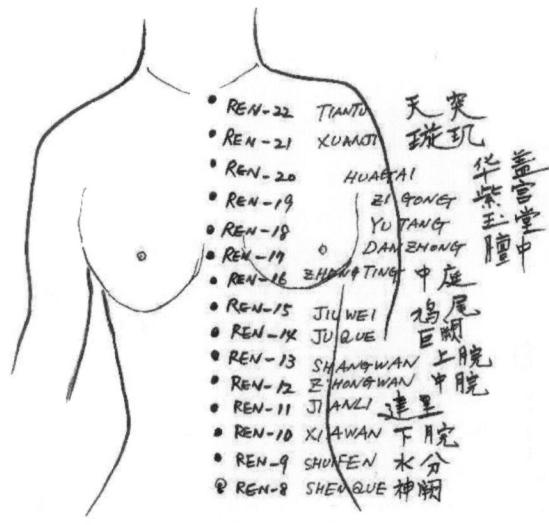

1-7 Forstoppelse 便秘 Bianmi

Tyktarmssammentrækninger bliver svage og mavemuskelstyrken falder, hvilket fører til forstoppelse. Når denne peristaltiske bevægelse bliver svækket, samler afføring sig i tarmene, absorberer vand og bliver hård og svær at passere.

- **Behandling**
  Recepter
- **Hovedpunkt**
  ST-25 (Tianshu 天枢)
- Front-Mu punkt af Tyktarmen.
- På maven, 2 cun lateralt til navlen.

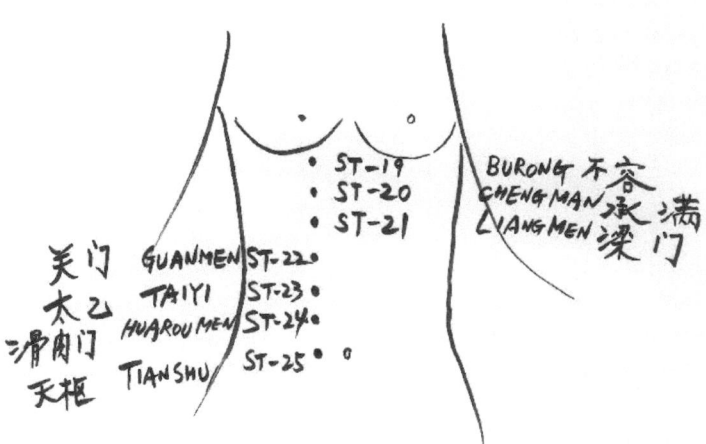

- **Sekundært punkt**
  LI-2 (Erjian 二间)
- På pegefingerens radiale side i fordybninger distant til det andet metacarpal-falangeale led. Punktplaceringer kun lidt bøjet.
- Aktiverer tarmens motilitet og genopretter normal tarmfunktion.

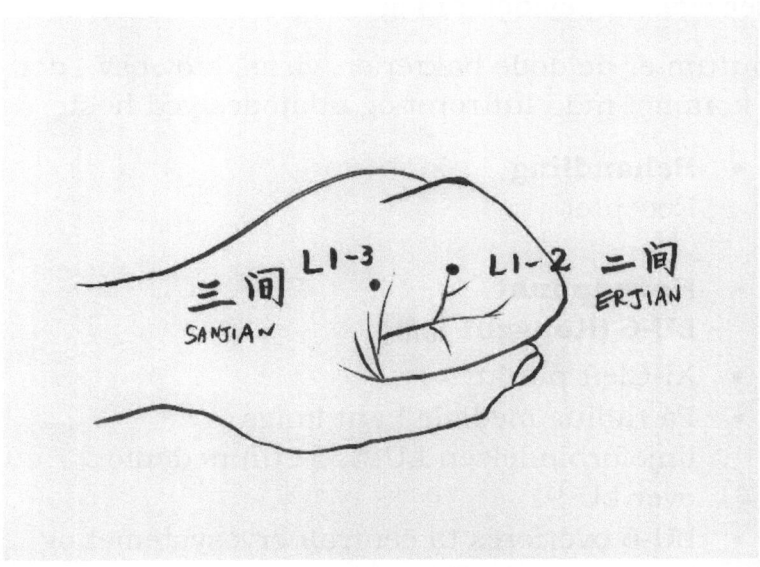

1-8 Hoste og Slim 咳嗽有痰 Kesouyoutan

Hoste og opspyt kommer fra bagsiden af halsen, strubehovedet, luftrøret og bronkierne.

Hoste er en vigtig funktion, der refleksivt udstøder fremmede stoffer og ekssudater, der er kommet ind i svælget og luftrøret. Derudover er der hoste, der opstår på grund af betændelse i slimhinderne. Det sker også af psykisk årsag.

Sputum er de døde bakterier, virus, støv osv., der er kommet ind i luftrøret og udstødes ved hoste.

- **Behandling**
  Recepter

- **Hovedpunkt**
  LU-6 (Kongzui 孔最)
- Xi-Cleft punkt.
- På radius mediale kant langs linjeforbindelsen LU-5, 5 cun nedenfor. 7 cun over LU-9.
- LU-6 overføres til centralnervesystemet og hjælper med effektivt at fjerne slim.

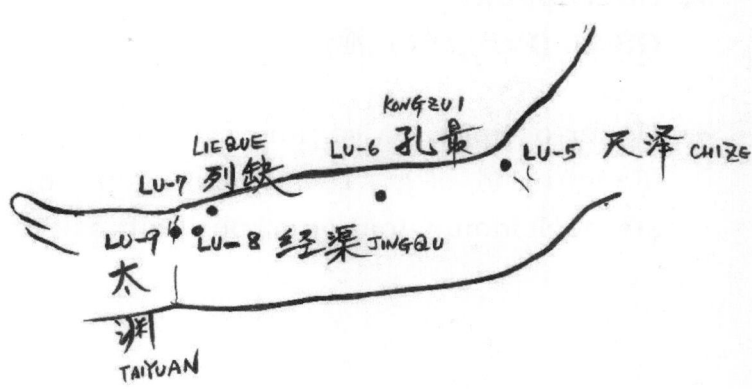

1-9 Almindelig Forkølelse 普通感冒
Putongganmao

Almindelig forkølelse har 3 typer, Vind-kold type, Vind-varme type og Fugt-varme type. Klinisk viser det sig som næseobstruktion, hovedpine, løbende næse, hoste, aversion mod forkølelse, ondt i halsen, hæs stemme osv. Det ledsaget af mild feber, træthed osv.

- **Behandling**
  Recepter

- **Hovedpunkt
  GB-20 (Fengchi 凤池)**

- Under occiput, på samme niveau som Du-16 (Fengfu 风府), i fordybningen mellem sternocleidomastoid og trapezius musklerne.

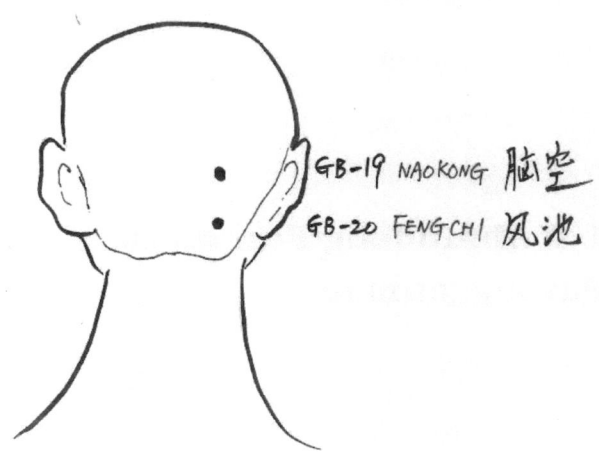

- **Sekundært punkt
  DU-14 (Dazhui 大椎)**
- ” Sea of Qi ” punkt.
- Mødepunkt af Du meridian med Seks Yang meridian.

- På niveau med skulderen i fordybningen under torntappen i den syvende cervicales vertebrae.

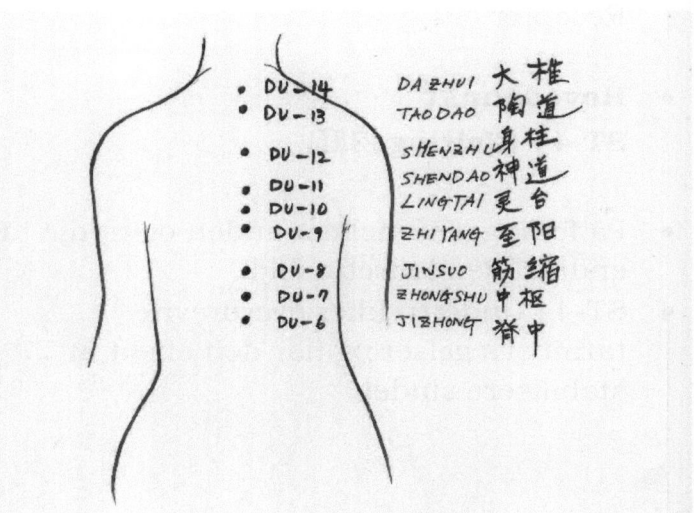

1-10 Diarré 泄泻 Xiexie

Årsager til diarré omfatter madforgiftning, forkølelse og stress.

Tarmslimhinden stimuleres af en eller anden grund, og de autonome nerver øger tarmens motilitet unormalt. Den tid, hvor afføring forbliver i tyktarmen, forkortes, og vandet frigives uden at blive absorberet.

- **Behandling**
  Recepter

- **Hovedpunkt**
  ST-44 (Neiting 内庭)

- På fodryggen, mellem anden og tredje tå, i ende af den lodrette fold.
- ST-44 undertrykker overdrevne tarmbevægelser og har den effekt at stabilisere sindet.

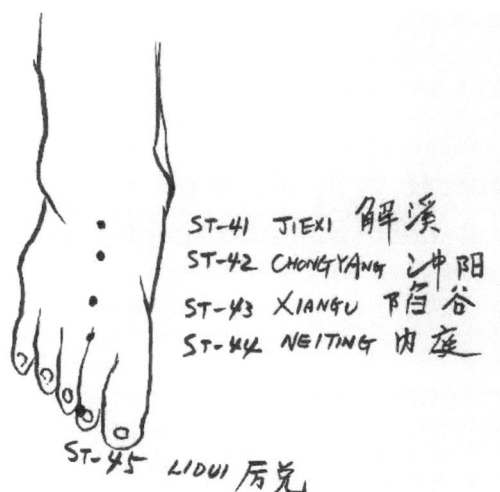

ST-41 JIEXI 解溪
ST-42 CHONGYANG 冲阳
ST-43 XIANGU 陷谷
ST-44 NEITING 内庭

ST-45 LIDUI 厉兑

1-11 Svimmelhed 眩晕 Xuanyun

Høreorganerne og balanceorganerne i venstre og højre indre øre er fyldt med lymfe, som opretholder balance. Når dette bryder sammen, opstår der svimmelhed.

Svimmelhed kan også være forårsaget af stive skuldre, nedsat blodgennemstrømning i blodkarrene, der leverer næringsstoffer til det indre øre, hormonel ubalance i overgangsalderen, overanstrengelse eller stress.

Nøglen til behandling af svimmelhed er at identificere årsagen, forbedre den og forbedre blodgennemstrømningen til det indre øre.

- **Behandling**
  Recepter
1. **Hovedpunkt**
   P-6 (Neiguan 内关)
- Luo-forbindelsespunkt i Hjertesækmeridian.
- Påhåndflade side af underarmen, 2 cun over den tværgående fold på håndleddet, på linjen, der forbinder P-3 (Quze 曲泽) og P-7 (Daling 大陵), mellem senerne på palmaris longus og flexor carpi radialis

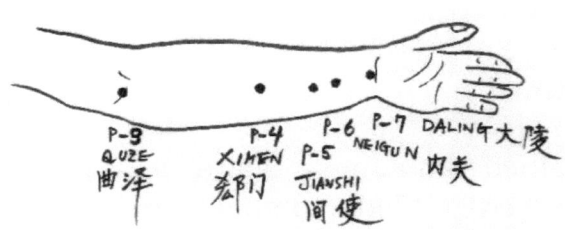

2. Sekundært punkt
DU-20 (Baihui 白会)

- "Sea of Marrow" punkt.
- På midtlinje af hovedet, 5 cun over midtpunktet på den forreste hårlinje, ved midtpunktet af linjen, der forbinder spidserne af begge ører.
- Moxibustion

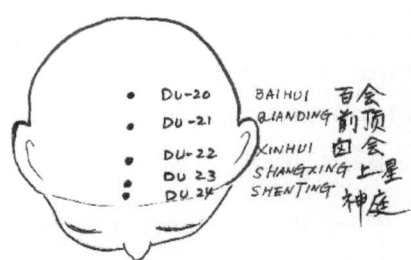

1-12 Epilepsi 癲癇 Dianxian

Dette er defineret som paroksysmal og midlertidig forstyrrelse af hjernen karakteriseret ved tab af bevidsthed og trækning i musklerne eller unormal fornemmelse, følelser eller adfærd. Det er karakteriseret ved pludseligt bevidsthedstab, generelle spasmer, skum i munden ca. 5 min. Patienten kan falde i søvn omkring et par timer. Dette er ledsaget af afbrydelser af tale og handling, men kommer normalt hurtigt til bevidsthed.

- **Behandling**
  Recept

- **Hovedpunkt**
  DU-14 (Dazhui 大椎)
- ” Sea of Qi ” punkt.
- Mødepunkt af Du meridian med Seks Yang meridian.
- På niveau med skulderen i fordybningen under torntappen i den syvende cervicales vertebrae.

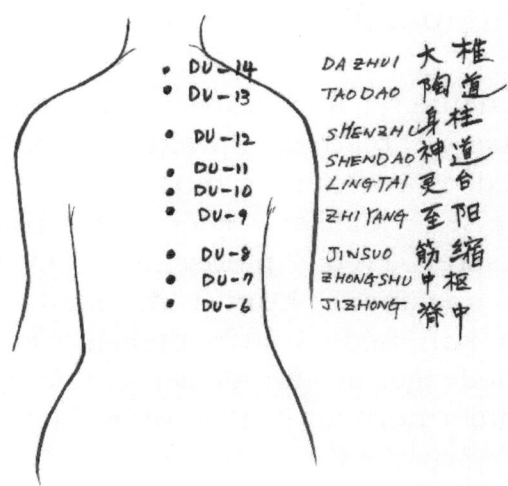

DU-14 DA ZHUI 大椎
DU-13 TAO DAO 陶道
DU-12 SHENZHU 身柱
DU-11 SHENDAO 神道
DU-10 LING TAI 灵台
DU-9   ZHI YANG 至阳
DU-8   JIN SUO 筋缩
DU-7   ZHONG SHU 中枢
DU-6   JIZHONG 脊中

1-13 Gastritis 胃炎 Weiyan

Det kan opdeles i overfladisk, atrofisk og hypertrofisk i henhold til dets patogene ændringer. Kliniske manifestationer er epigastriske smerter, anoreksi og fordøjelsesbesvær.

- **Behandling**
  Recept

- **Hovedpunkt**
  RN-12 (Zhongwan 中脘)
- Front-Mu punkt på maven.

- På den øvre del af maven, 4 cun over umbilicus.

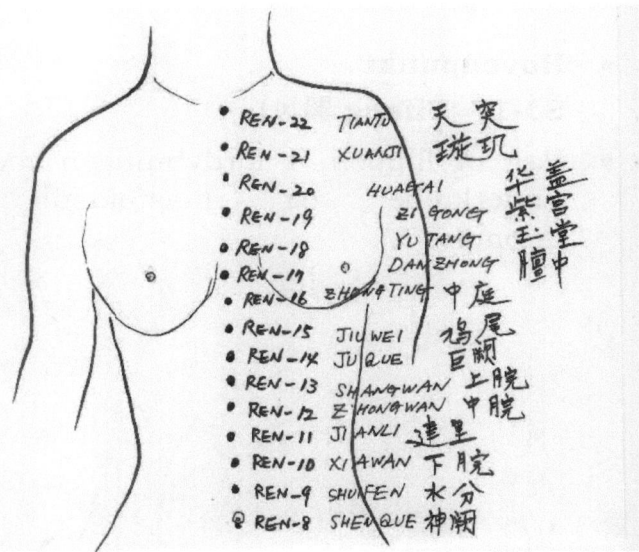

1-14 Hikke 呃逆 Eni

Hikke stiger fra:

- Tilbageholdelse af Mad og Stagnation af Qi
  Epigastrisk og mave udspiling, klæbrig, gul belægning på tungen, rullende kraftig puls.

- Angreb af Patogen Kulde
  Lindres af varme drikke, hvid fugtig tungebelægning, langsom puls.

- **Behandling**
  Recepter

- **Hovedpunkt**
  SJ-17 (Yifeng 翳风)

- Bag øreflippen, i fordybningen mellem den underkæbe og mastoideus process (prominens).

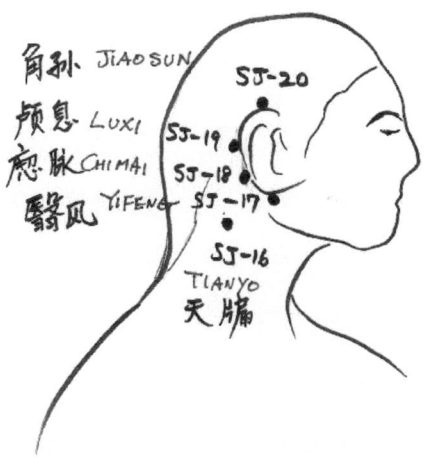

1-15 Hæmorider 痔疮 Zhichuang

Der er to typer hæmorider:
vortehæmorider og fissurhæmorider. Der er to lukkemuskler i anus: en ydre og en indre lukkemuskel.

Når du anstrenger dig for at få afføring, stikker spidsen af tarmen ud af anus, og lukkemusklen strammer sig på den, hvilket forårsager overbelastning og vortelignende formationer.

Hæmorider er dem, der river og bløder, når du har afføring. Begge er meget smertefulde.

Hæmorider opstår, når blodgennemstrømningen til tarme og balder er dårlig.

Hvis man sidder i længere tid eller opholder sig et koldt sted, bliver blodgennemstrømningen omkring dine tarme og balder dårlig, og musklerne bliver svagere.

Hvis blodgennemstrømningen omkring balderne derimod er god, vil tarmene være elastiske, der dannes ikke vorter, og der kommer ingen rifter.

- **Behandling**
  Recepter
- **Hovedpunkt**

ST-37 (Shangjuxu 上巨虚)

- Det nedre He Sea punkt i Tyktarmen.
- På underbenet, 6 cun, lavere end ST-35 (Dubi 犊鼻), en fingerbredde (langfingern), på siden af forkanten af skinnebenet.

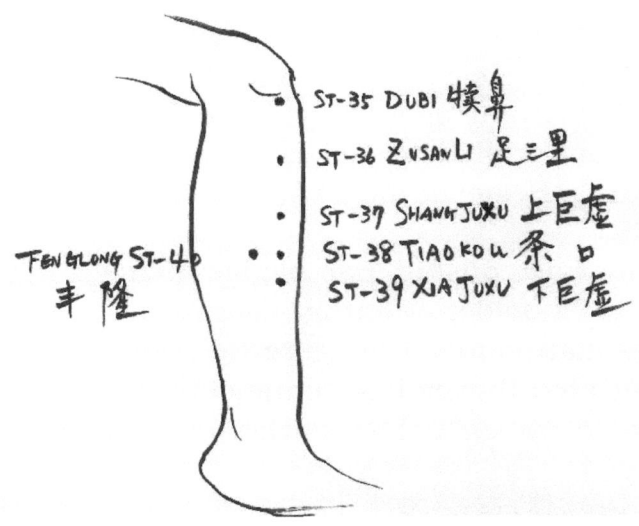

- **Sekundært punkt**
  LU-6 (Kongzui 孔最)
- Xi-Cleft punkt
- På radius mediale kant langs linjeforbindelsen LU-5, 5 cun nedenfor. 7 cun over LU-9.

- LU-6 har en hæmostatisk effekt af
- akupunkturpunkt, der kan afhjælpes godt.

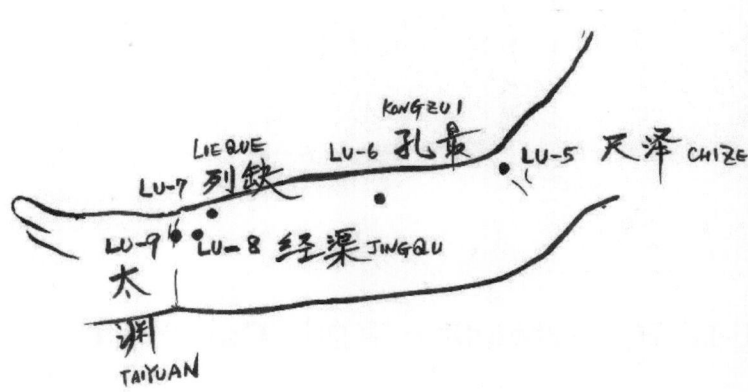

- **Tredje punkt**
  EX-UE2 (Erbai 二白)
- På håndflade siden af underarmen, et par punkter, 4 cun over den tværgående fold på håndleddet, på begge sider af senen til m. flexor carpi radialis, to punkter på hånden.

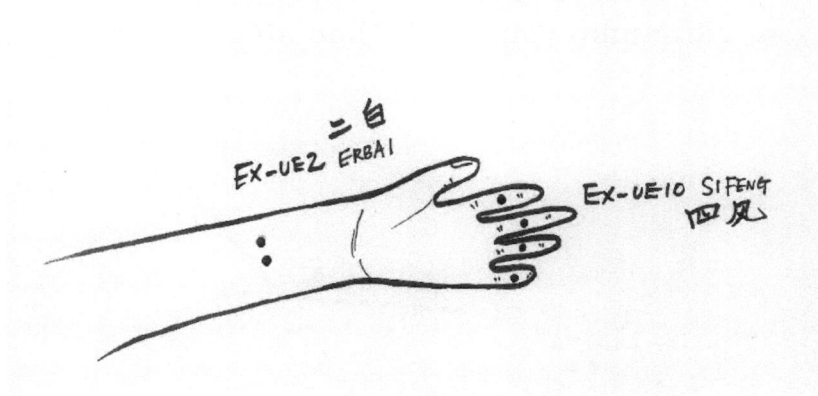

1-16 Hypertension 高血压 Gaoxieya

Ifølge WHO defineres højt blodtryk som et systolisk blodtryk på 160 eller højere og et diastolisk blodtryk på 96 eller højere.

Generelt er det naturligt, at blodtrykket er højere end normalt, når man træner eller tænker. På sådanne tidspunkter har kroppen brug for blod, så det er naturligt, at blodgennemstrømningen stiger og bliver højere. Hvis blodtryk er højt eller lavt, når man er i hvile, betyder det, at blodtrykken ikke er normalt.
I det tidlige stadie er der symptomer på svimmelhed, hovedpine, hjertebanken, søvnløshed, tinnitus,

dysfori, træthed osv. I det sene stadie kan hjerte, hjerne, nyrer og andre være involveret.

- **Behandling**
  Recepter

- **Hovedpunkt**
  GB-39 (Xuanzhong 悬钟)
- På den laterale side af underbenet, 3 cun højere end prominence af laterale malleolus, på den forreste kant af fibula.

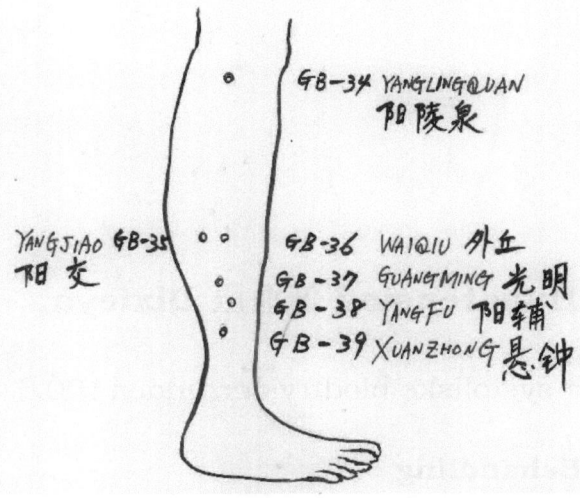

- **Sekundært punkt**

REN-8 (Shenque 神阙)

- I midten af umbilicus.

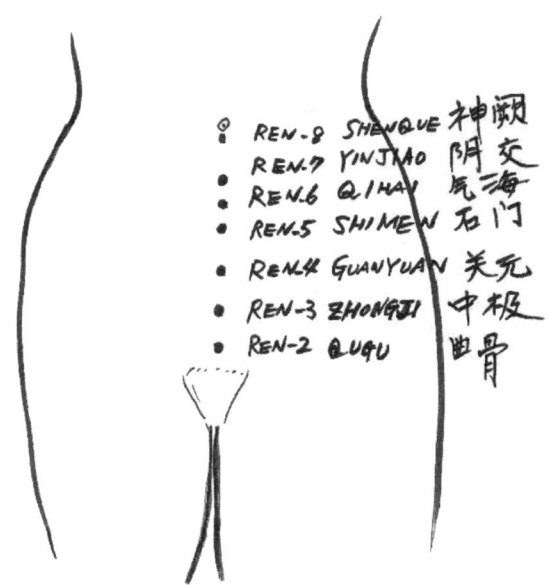

1-17 Hypotension 低血压 Dixieya

Når det systoliske blodtryk er under 100.

- **Behandling**
  Recepter

- **Hovedpunkt**

GB-39 (Xuanzhong 悬钟)

- På den laterale side af underbenet, 3 cun højere end prominence af laterale malleolus, på den forreste kant af fibula.

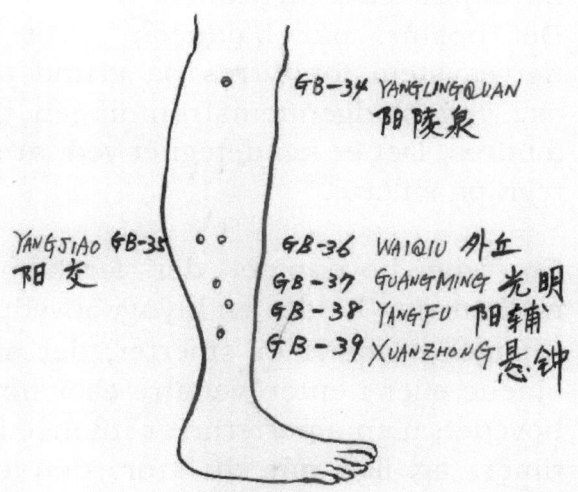

1-18 Hovedpine 头痛 Toutong

1. Typer af hovedpine

(1) Smerter, der føles som om dit hoved bliver klemt, kaldes kvælningshovedpine eller spændingshovedpine.

- Stivhed i nakke og skuldre er forårsaget af muskelspændinger. Dette skyldes mangel på ilt i musklerne og trætte øjne.

(2) Dette kaldes en dunkende smerte, pulserende hovedpine eller migræne.

- Det opstår, når balancen i det autonome nervesystem forstyrres på grund af træthed osv., og blodgennemstrømningen til hovedet ændres. Det er kendetegnet ved, at der ofte er tegn på smerte.

(3) En type hovedpine, der forekommer med mellemrum, kaldes en klyngehovedpine.

- Klyngehovedpine er smerter, der starter bag øjnene eller i enten venstre eller højre side af hovedet, men smerterne er intense i cirka 1-2 timer, og lige når du tror, den er aftaget, begynder smerterne igen. Det sker gentagne gange over flere dage, flere gange om dagen. Årsagen er overanstrengelse og stress; der er ingen abnormitet i hjernen, og det er ikke relateret til forhøjet blodtryk.

- **Behandling**
  Recepter

- **Hovedpunkt**
  GB-36 (Waiqiu 外丘)

- Xi-Cleft punkt i Galdeblæremeridian.

- På det laterale aspekt af underbenet, 7 cun højere end prominence af lateral malleolus, på den forreste kant af fibula.

- GB-36 synes at stimulere det autonome nervesystem og balancere blodgennemstrømningen. Når blodgennemstrømningen forbedres, vil stivhed også blive fjernet. Det kan også forebygge hovedpine.

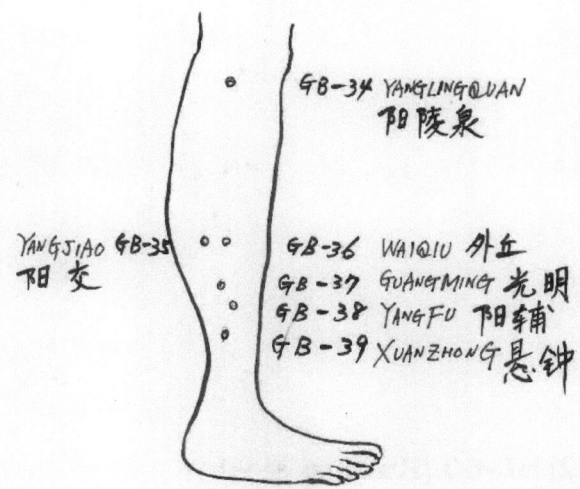

1. Hovedpineområdet

(1) Occiputal Hovedpine
(2) Forsiden Hovedpine
(3) Ensidig Hovedpine
(4) Parietal Hovedpine

- **Sekundært punkt**
  (1) GB-20 (Fengchi 风池)
- Under occiput, på samme niveau som Du-16 (Fengfu 风府), i fordybningen mellem sternocleidomastoid og trapezius musklerne.

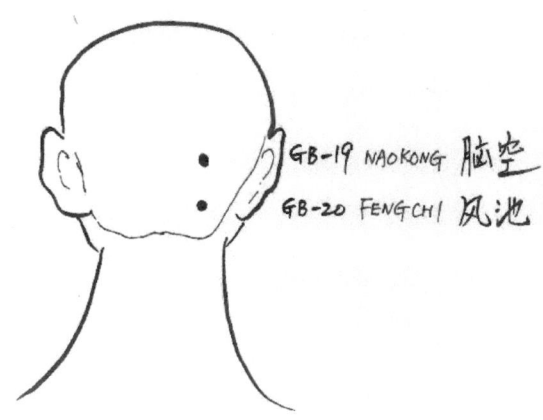

(2) BL-60 (Kunlun 昆仑)

- Bag ankelleddet i fordybningen ved siden af laterale malleolus.

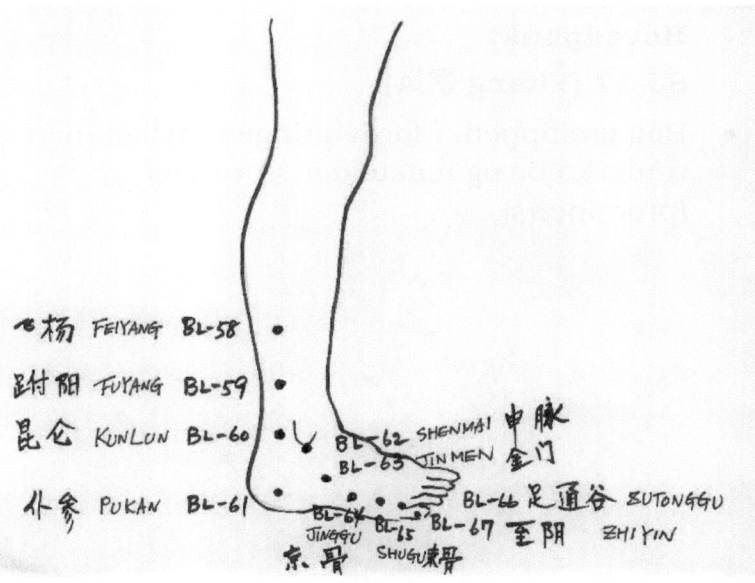

1-19 Migræne 偏头痛 Piantoutong

Det forårsager nogle gange, såsom træthed, dårlig søvn og spændinger osv. Der er anfald af brænding på tindingen, på panden i de fleste tilfælde. Smerten varer i et par minutter og flere dage, og nogle gange flere gange om dagen.

- **Behandling**
  Recepter

- **Hovedpunkt**
  SJ-17 (Yifeng 翳风)

- Bag øreflippen, i fordybningen mellem den underkæbe og mastoideus process (prominens).

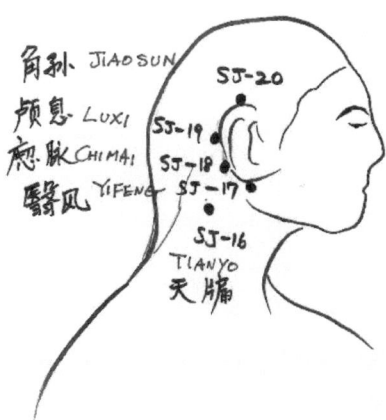

1-20 Søvnløshed 不寐 Bumei
3 typer af søvnløshed

(1) Det er svært at falde i søvn. En normal person kan falde i søvn på omkring 15 minutter, men kan ikke falde i søvn i mere end en time.

(2) Dette kaldes at vågne op midt om natten eller svært ved at falde i søvn midt om natten.

(3) vågne tidligt om morgenen.

- **Behandling**
  Recepter

- **Hovedpunkt**
  EX (Shimian 失眠)

• Punkt på midten af hælen.

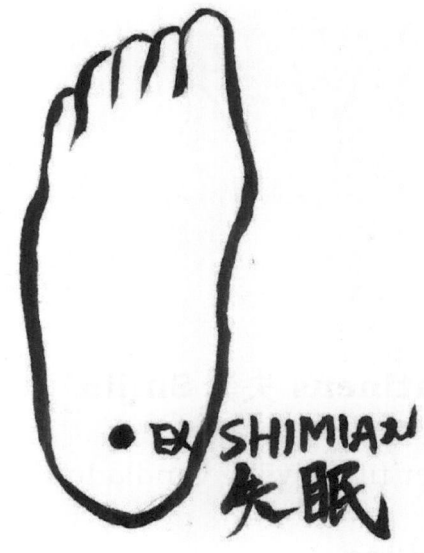

- **Sekundært punkt
EX-HN16 (Anmian 安眠)**
- Bag øret mellem GB-20 (Fengchi 风池) og SJ-17 (Yifeng 翳风).

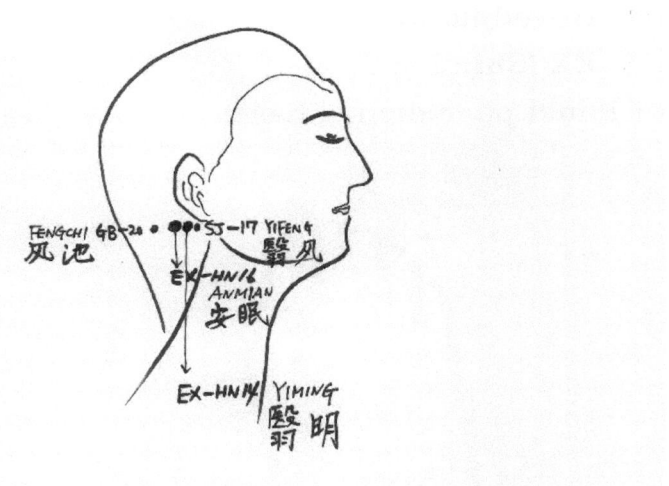

1-21 Inkontinens 失禁 Shijin

Dette refererer til ufrivillig vandladning.

- **Behandling**
Recepter

- **Hovedpunkt**
  BL-32 (Ciliao 次髎)
- På korsbenet, anden bageste sacral foramen.

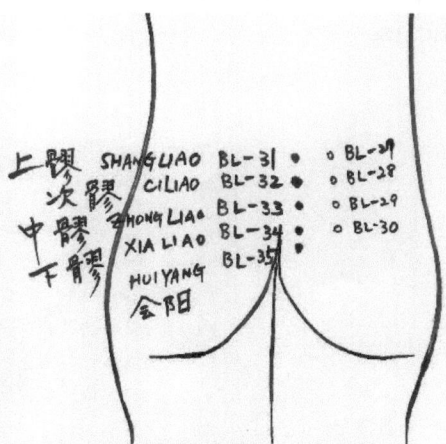

1-22 Impotens 阳痿 Yangwei

Det er præget af penis manglende evne og erektion. Manifestationen viser, svimmelhed, sløret syn, sløvhed, dårligt humør, hyppig vandladning, svaghed i knæ- og lændeområdet, søvnløshed, hjertebanken, hjerte og milt kan være involveret.

- **Behandling**
  Recepter

- **Hovedpunkt**
  REN-4 (Guanyuan 关元)
- Front-Mu punkt af Tyndtarmen.
- På den nedre del af maven, 3 cun under umbilicus.

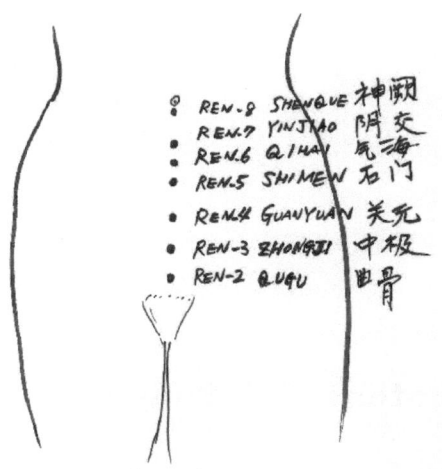

1-23 Fordøjelsesbesvær og ingen Appetit
消化不良 **Xiaohua buliang**

Fordøjelsesbesvær er en tilstand, hvor maden ikke er ordentligt fordøjet og absorberet i maven og tarmene på grund af nedsat mave-tarmmotilitet og utilstrækkelig fordøjelsesvæske. Man har måske ingen appetit, fordi maden i maven ikke er blevet helt fordøjet.

- **Behandling**
  Recepter

- **Hovedpunkt**
  ST-36 (Zusanli 足三里)
- He-Sea punkt i Mavemeridian.
- 3 cun lavere end ST-35 (Dubi 犊鼻), en fingerbredde (langfinger) på siden af forkanten af skinnebenet.

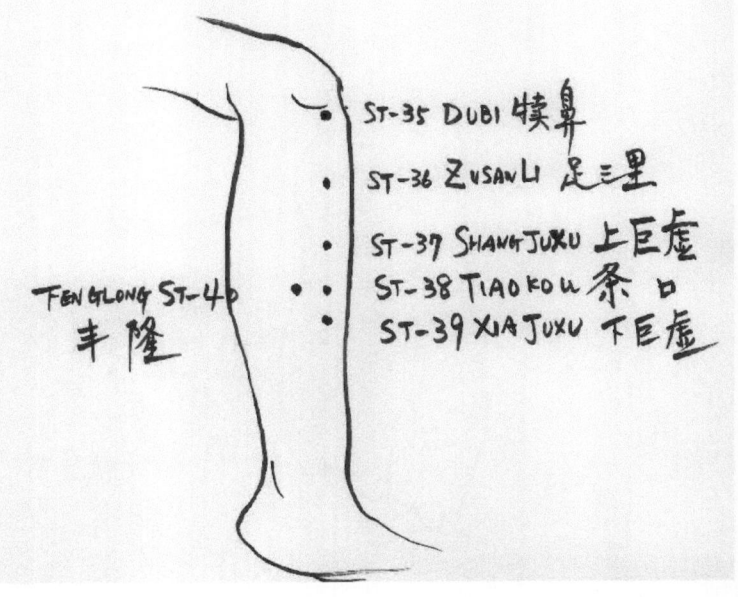

1-24 Intercostal Neuralgi 肋间神经痛 Le jian shenjing tong

Dette er karakteriseret ved prikkende smerter i den interkostale nerve. De vigtigste manifestationer er ofte smerter i et eller flere interkostale rum.

- **Behandling**
  Recepter

- **Hovedpunkt**
  GB-40 (Qiuxu 丘墟)

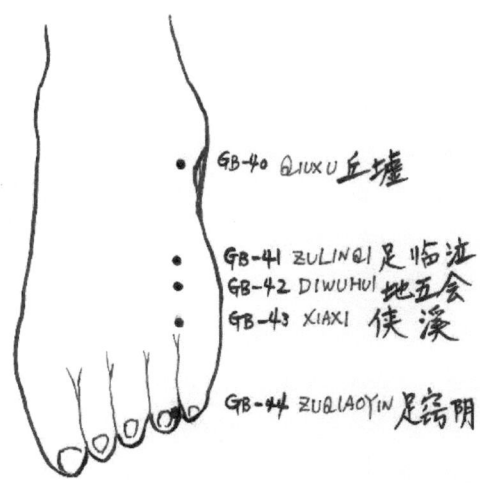

1-25 Smerter i Lænden 下腰痛 Xiayaotong

50 til 60 % af lændesmerter skyldes muskeltræthed i ryg- og mavemuskler.

Når man ser på rygsøjlen fra siden, er det normalt, at den buer i en S-form.

Hvis lændehvirvlerne ikke er normale, kan de nerver, der kommer ud mellem lændehvirvlerne, komme i kontakt med nerver og derefter forårsage smerte.

Lændesmerter forekommer ofte efter invasion i patogen vind, kulde og fugt. Smerten er kendetegnet ved en hurtig begyndelse af smerte og ømhed, stivhed i musklerne, begrænsende forlængelse og bøjning af ryggen. Smerten kan føre nedad til bagdel og underekstremiteter, der får patienten til at føle sig vanskelig at bøje sig fremad og bagud. Smerter bliver værre i overskyede og regnfulde dage.

- **Behandling**
  Recepter
- **Hovedpunkt**
  BL-56 (Chengjin 承筋)
- På underbenet, 5 cun under BL-40 (Weizhong 委中), i midten af maven i gastrocnemius musklen.

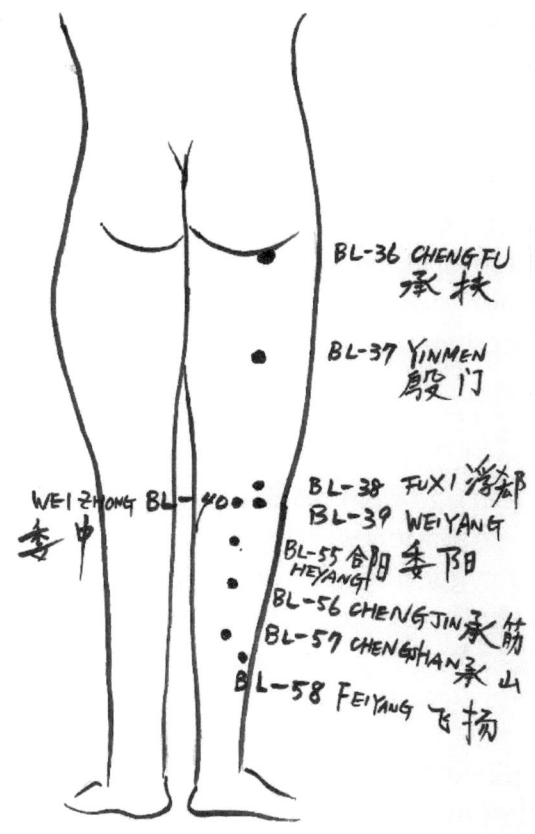

1-26 Periarthritis i Skulder 肩周炎 Jian zhou yan

Forårsaget af muskelsvaghed og ældning af skulderleddet. Det er en form for ældningsfænomen, og er forårsaget af overanstrengte muskler, nedsat styrke og aldring af skulderleddet. Påfør is, mens det er hævet, og gør det derefter varmt omkring skulderleddet. Hvis smerterne er alvorlige, så hvil og motion.

Skulderpine betegnes i TCM som frossen skulder eller halvtreds år gammel skulder. Den eksogene patogene vind, kulde og fugt overvinder patienter, der er udmattede, overbelastede, sårede og mens de sover på skulderen.

- **Behandling**
  Recepter

- **Hovedpunkt**
  SJ-13 (Naohui 臑会)

- På lateralsiden af overarmen, på linjen der forbinder spidsen af olecranon og SJ-14 (Jianliao 肩髎), 3 cun under SJ-14 (Jianliao 肩髎).

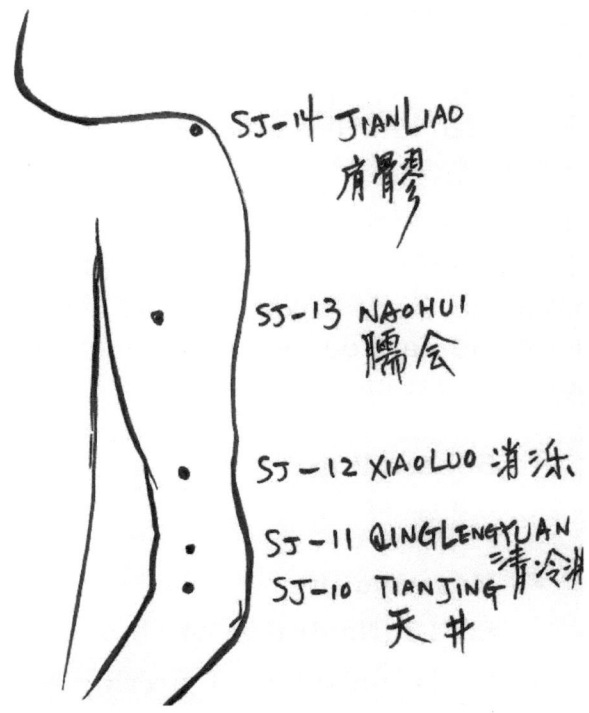

- **Sekundært punkt**
  ST-38 (Tiaokou 条口)
- På underbenet, 8 cun lavere end ST-35 (Dubi 犊鼻), en fingerbredde (langfinger), på siden af forkanten af skinnebenet.

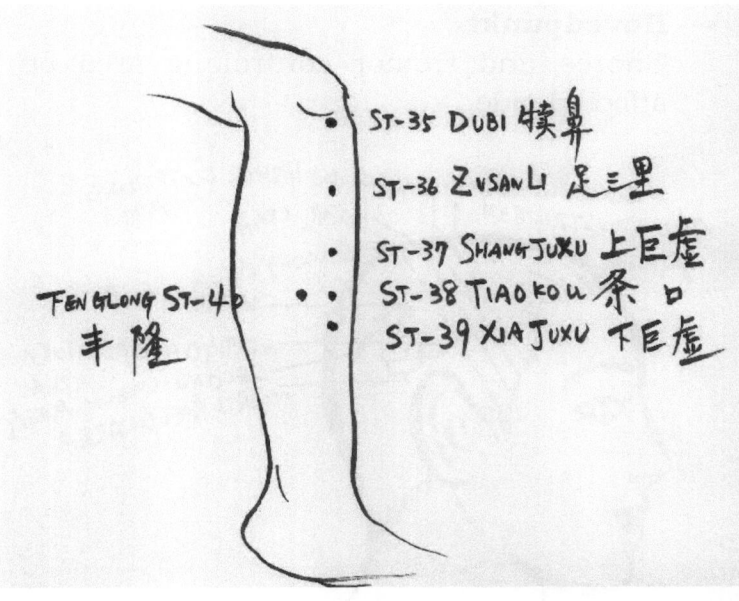

1-27 Sanktvejtsdans (ufrivillige bevægelser) 风湿性舞蹈病 Fengshi xing wudao bing

Svaghed og ufrivillig bevægelse af lemmerne. Dette er begrænset til lemmer på den ene side af kroppen. Det kan være skade på basalganglierne.

- **Behandling**
  Recepter

- **Hovedpunkt**
Chorea and tremor controlling area on the affected side.

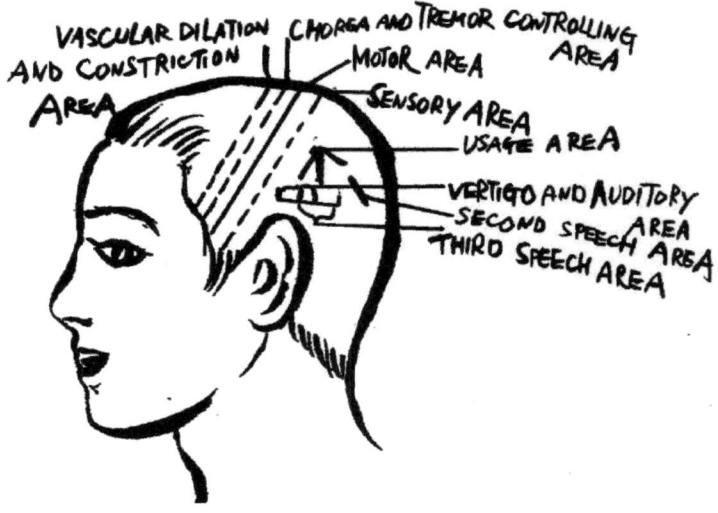

1-28 Tilbageholdelse af Urin 癃闭 Longbi

Manifestationerne er udspiling i underlivet, dribbling af urin, smerter og udspilning i underlivet.

- **Behandling**
Recepter
- **Hovedpunkt**
REN-3 (Zhongji 中极)

- Front-Mu punkt i Blæren.
- På den nedre del af maven, 4 cun under umbilicus.

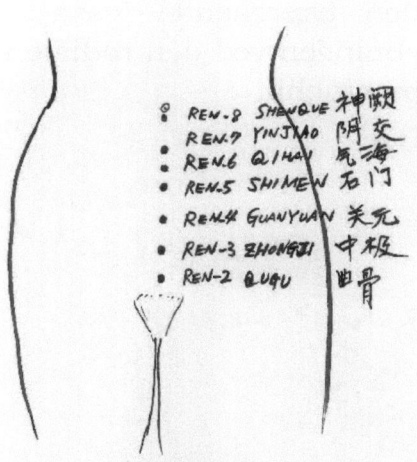

1-29 Ondt i Halsen 咽喉肿
Yanhouzhongtong

Ondt i halsen skyldes betændelse i slimhinderne. Svælgets slimhinde har et stærkt immunsystem, der beskytter mod bakteriel infektion fra udeluften. Disse kaldes mandler, og de fanger bakterier, vira, støv osv. og forhindrer dem i at trænge ind i lungerne og bronkierne.

- **Behandling**
  Recepter

58

- **Hovedpunkt**
  LU-5 (Chize 尺泽)
- He-Sea punkt.
- På den tværgående fossa cubitalis fold, i fordybningen ved den radiale side af senen til biceps brachii.

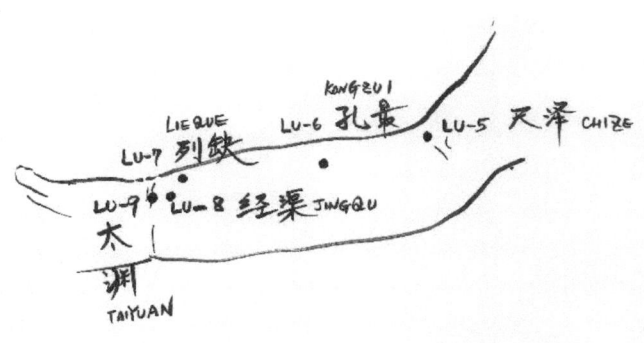

1-30 Skizofreni 精神分裂症
Jingshenfenliezheng

Det forekommer ofte hos unge voksne, og generelt tages der hensyn til genetiske og miljømæssige faktorer, men det kræver mange år til undersøgelser og forskning.

Det er karakteriseret ved usammenhængende tankegang, vrangforestillinger, hallucinationer, mani, søvnløshed, ikke at sove hele natten, depression, tør hud, inaktivitet osv.

- **Behandling**
  Recepter
- **Hovedpunkt**
  DU-16 (Fengfu 风府)

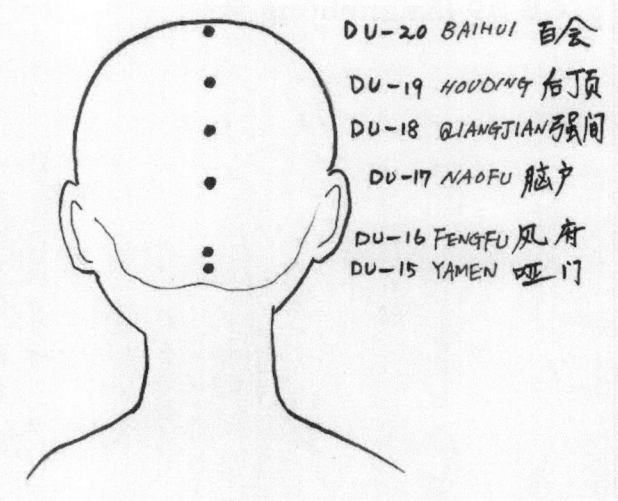

1-31 Stiv Hals 落枕 Laozhen

Det er forårsaget af eksogen patogen vind og kulde og også mens du sover. I nogle tilfælde kan smerten sprede sig til skulderen på den berørte side, og den forværres af halsens bevægelse.

- **Behandling**
  Recepter
- **Hovedpunkt**
  GB-39 (Xuanzhong 悬钟)

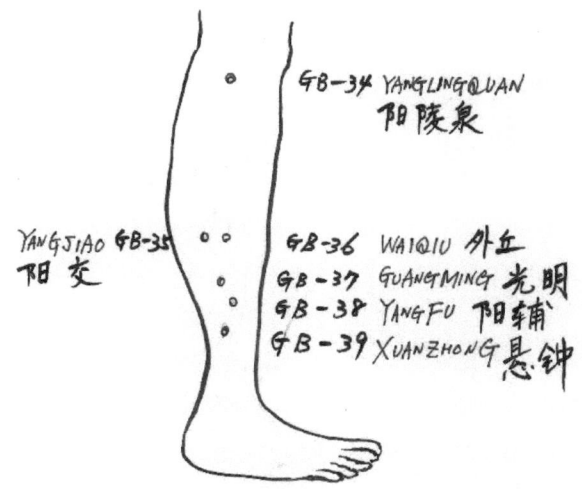

- **Kombineret punkt**
  SI-3 (Houxi 后溪)

- Når man knytter hånden, er punktet på den ulnar side af hånden ved enden af den tværgående fold nær det femte metacarpophalangeal led.

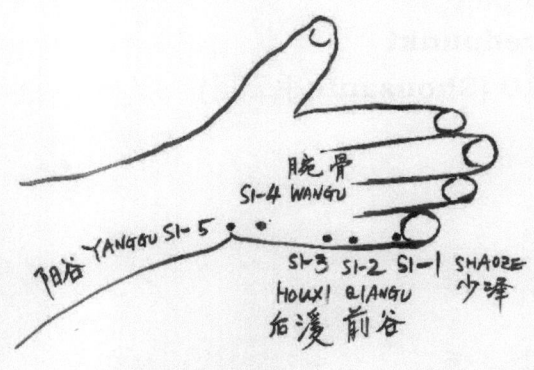

1-32 Skuldersmerter 肩痛 Jiantong

Stive skuldre og smerter refererer til symptomer som muskelspændinger, ubehag og dumpe smerter fra nakke til skuldre.

Skuldersmerter betegnes i TCM som frossen skulder eller halvtreds år gammel skulder. Den eksogene patogene vind, kulde og fugt overvinder patienter, der er udmattede, overbelastede, sårede og mens de sover i skulderen.

Det vigtigste er at forbedre blodgennemstrømningen. Ved at forbedre blodgennemstrømningen føres næringsstoffer og ilt ind, og affaldsstoffer føres væk, hvilket afhjælper stivhed.

- **Behandling**
  Recepter
- **Hovedpunkt**
  LI-10 (Shousanli 手三里)

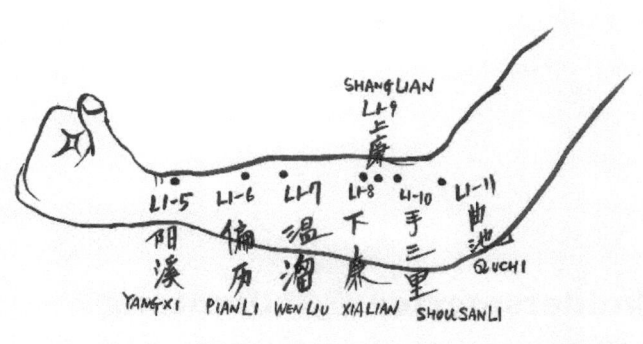

- **Sekundært punkt**
  Li-15 (Jianyu 肩髃)
- På skulderen i fordybningens forreste kant af det acromioclavicularis punkt.

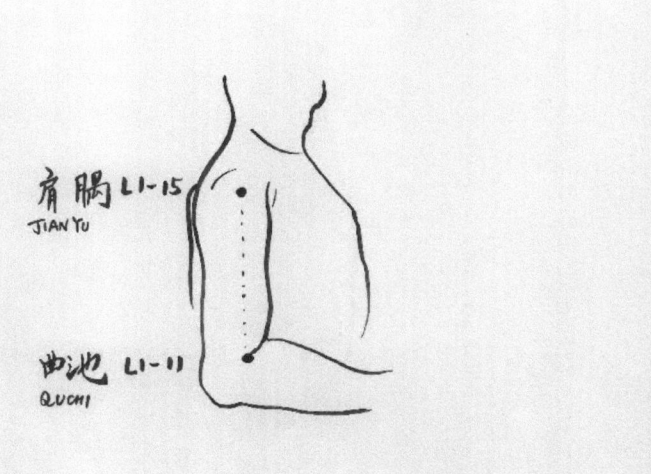

1-33 Forstuvning Ankel 扭伤脚踝 Niushang jiaohuai

Forstuvninger har en tendens til at forekomme i anklen. En forstuvning er forårsaget af overdreven ledbevægelse, som påfører overdreven kraft udefra på membranerne og ledbåndene omkring leddet, selvom leddet forbliver i sin normale position.

- **Behandling**
  Recepter
- **Hovedpunkt**
  EX-LE9 (Bafeng 八风)

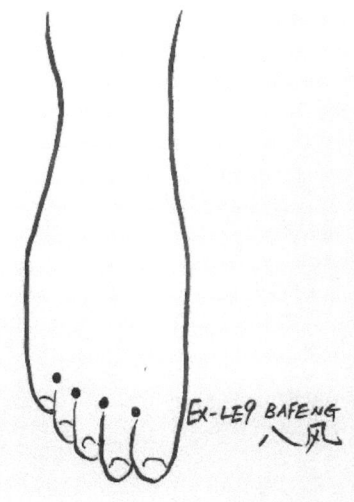

- **Sekundært punkt**
  Ashi point

1-34 Seminalemission 遗精 Yijing

Dette refererer til natlig emission og den ufrivillige emission. Natlig emission kan være med drømme, svimmelhed, hjertebanken, sløvhed, træthed, gul urin, rød tunge, trådet hurtig puls.

Ufrivillig Emission kan være med hyppig mission, bleg hud, sløvhed, ømhed i lændeområdet, afmagring, bleg tunge.

- **Behandling**
  Recepter

- **Hovedpunkt**
  REN-3 (Zhongji 中极)
- Front-Mu punkt i Blæren.
- På den nedre del af maven, 4 cun under umbilicus.

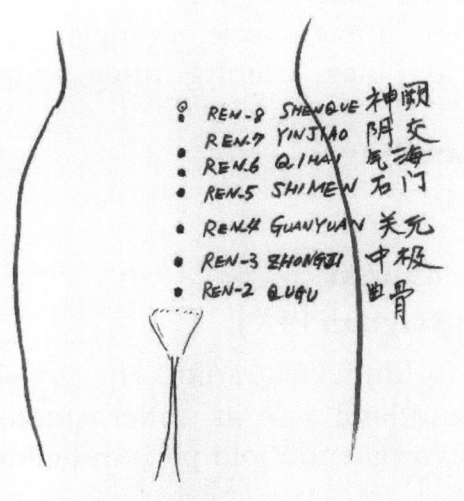

1-35 Opkast 呕吐 Outu

1. Tilbageholdelse af Mad
   Dette er kendetegnet ved epigastrisk udspilning, opkastning med sur smag, hævelse, mavesmerter, dårlig gas, forstoppelse, fedtet belægning på tungen, glat puls.

2. Invasion af Lever Qi i Maven
   Dette er kendetegnet ved opkastning, surtopkast, hyppige opstød, udspilning i hypokondriac regionen, tynd fedtet belægning på tungen, wiry puls.

3. Svaghed i Mave og Milt
   Gusten ansigtsfarve, manglende appetit, løs afføring, bleg, klæbrig tunge, svag blød puls.

- **Behandling**
  Recepter

- **Hovedpunkt**
  P-6 (Neiguan 内关)
- Luo-forbindelsespunkt i Hjertesækmeridian.
- Påhåndflade side af underarmen, 2 cun over den tværgående fold på håndleddet, på linjen, der forbinder P-3 (Quze 曲泽) og P-7 (Daling 大

陵), mellem senerne på palmaris longus og flexor carpi radialis.

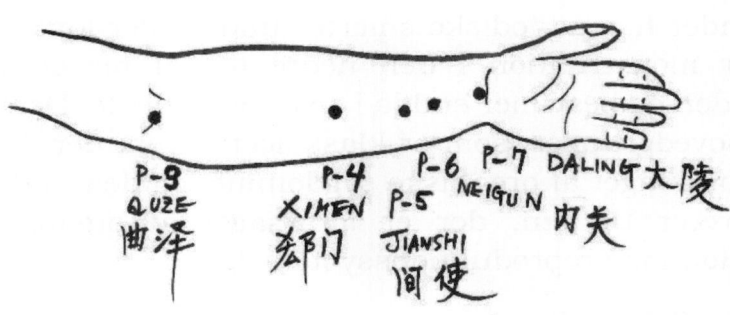

1-36 Tennisalbue 网球肘 Wangqiu zhou

Det viser sig i smerter i senen af underarmsstrækkere, på den laterale side af albueleddet. Det kan stråle ud til skulder og håndled, og den berørte arm føles øm og svag.

- **Behandling**
  Recepter

Hovedpunkt
Ashi punkt

KAPITEL 2. Gynækologi

2-1 Dysmenoré 痛经 Tongjing

Kvinder har periodiske smerter under eller før eller efter menstruation i den nedre del af maven og lænden og besvimer endda i alvorlige tilfælde. Der er to hovedgrupper, som er klassificeret i en, der ikke er forårsaget af organiske sygdomme, og den anden refererer til den, der er forårsaget af organiske sygdomme i reproduktionssystemet.

- **Behandling**
  Recepter

- **Hovedpunkt**
  EX-B8 (Shiqizhui 十七椎)
- På den nederdel af ryggen, er den bagerste midtlinje under torntappen i den femte lændehvirvel.

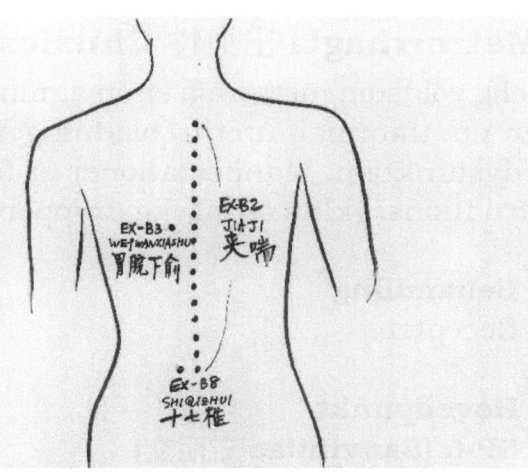

- **Sekundært punkt**
  SP-6 (Sanyinjiao 三阴交)
- 3 cun direkte over spidsen af medial malleolus i fordybningen nær den bageste kant af skinnebenet.

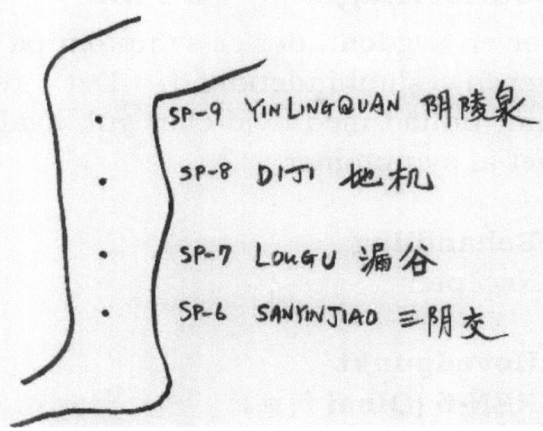

2-2 Metrorrhagia 出血性 Chuxiexing

Pludselig voldsom metroragi er en almindelig sygdom. Det er en unormal uterin blødning forårsaget af ovariedysfunktion. Manifestationer er forstyrrelse af menstruationscyklus og rigelig dryppende blødning.

- **Behandling**
  Recepter

- **Hovedpunkt**
  SP-6 (Sanyinjiao 三阴交)
  - 3 cun direkte over spidsen af medial malleolus i fordybningen nær den bageste kant af skinnebenet.

2-3 Leukorrhagia 带下 Daixia

Dette er en sygdom, der er symptom på vedvarende overdreven slimhindeudflåd. Det refererer til voldsomt udflåd med hvid eller gul, kvalitet og lugt, ledsaget af symptomer.

- **Behandling**
  Recepter

- **Hovedpunkt**
- **REN-6 (Qihai 气海)**

- "Sea of Qi".
- På nedre del af maven, 1,5 cun under umbilicus.

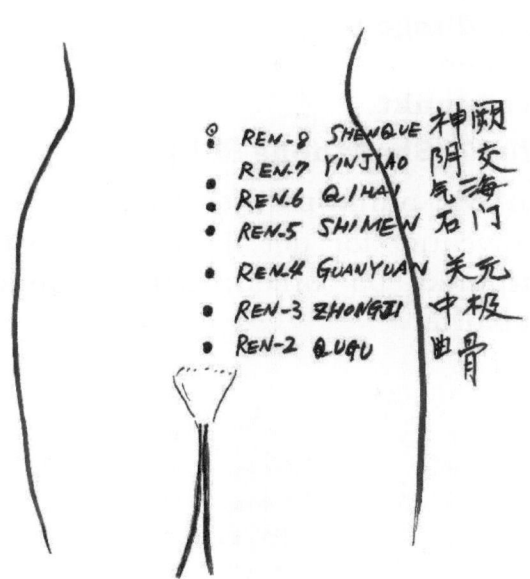

- **Sekundært punkt**
- **SP-6 (Sanyinjiao 三阴交)**
- 3 cun direkte over spidsen af medial malleolus i fordybningen nær den bageste kant af skinnebenet.

2-4 Utilstrækkelig Mælkedannelse 乳汁少 Ruzhishao

Det er kendetegnet ved sparsom eller fravær af mælk efter fødslen eller fald i mængden under amning.

- **Behandlingen**
  Recepter
- **Hovedpunkt**
  REN-17 (Shanzhong 膻中)
- Front Mu-punkt på Hjertesæk.
- På niveauet for det fjerde intercostale rum, midtpunkt på linjen, der forbinder begge brystvorter.

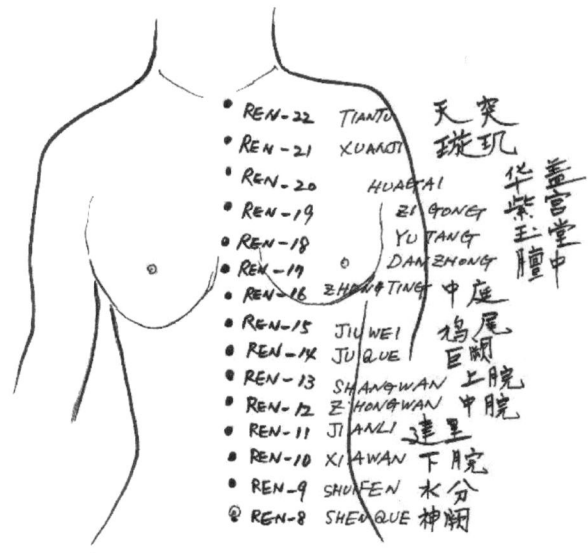

2-5 Postpartum Retention af Urin 产后尿潴留 Chanhou niao zhuliu

Dette skyldes vanskelig fødsel, hvilket resulterer i store mængder urin ophobet i blæren. Det er karakteriseret ved blokering af urin, udspiling og fylde i den nedre del af maven.

- **Behandlingen**
  Recepter
- **Hovedpunkt**
  REN-8 (Shenque 神阙)
- I midten af umbilicus.
-

2-6 Postpartum Komplikationer 产后并发症 Chanhou bingfa zheng

Moderen bliver svag, træt, vred efter fødslen og fører til søvnløshed.

- **Behandlingen**
  Redepter
- **Hovedpunkt**
  DU-20 (Baihui 白会)
- "Sea of Marrow" punkt.

- På midtlinje af hovedet, 5 cun over midtpunktet på den forreste hårlinje, ved midtpunktet af linjen, der forbinder spidserne af begge ører.

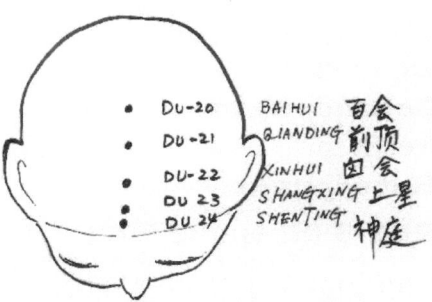

2-7 Akut Mastadenitis 急性乳腺炎

Jíxìng rǔxiàn yán

Dette er en væskende betændelse i mælkekirtlen og ved infektion af bakterier. Det invaderer brystet ved spaltning af brystvorten eller tilbageholdelse af mælk.

- **Behandlingen**
  Recepter
- **Hovedpunkt**
  GB-21 (Jianjing 肩井)

- På skulderen, direkte over brystvorten, midtvejs mellem DU-14 (Dazhui 大椎) og spidsen af acromion.

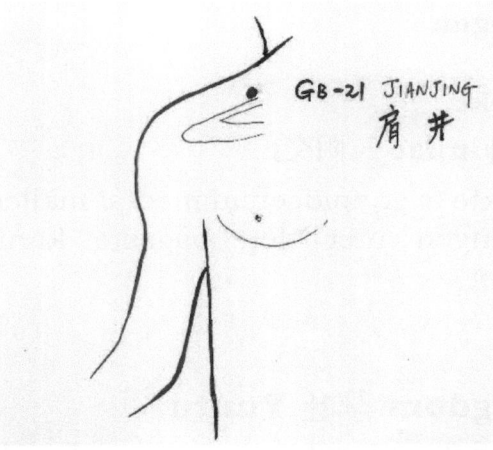

2-8 Uregelmæssig Menstruation 月经不调 Yuejingbutiao

Uregelmæssig menstruation er, når intervallet mellem menstruationerne er langt eller kort. Den anden ting er, at selve menstruationsmængden kan være kraftig eller lille, og menstruationen kan være 3 dage eller 10 dage.

Ovariernes funktion bestemmer menstruationsrytmen. Hjernens kommandosystem styrer æggestokkene. Hvis der er en abnormitet i nogen del af denne mekanisme, vil der opstå menstruationsuregelmæssigheder.

- **Behandlingen**
  Recepter
- **Hovedpunkt**
  SP-6 (Sanyinjiao 三阴交)
- 3 cun direkte over spidsen af medial malleolus i fordybningen nær den bageste kant af skinnebenet.

2-9 Morgensygdom 孕吐 Yuntu

Det er kendetegnet ved udspiling i hypokondriak regionen med kvalme, opkastning kan finde sted lige efter fødeindtagelse eller lugt af mad.

- **Behandlingen**
  Recepter
- **Hovedpunkt**
  Shenmen (神门) ear acupuncture

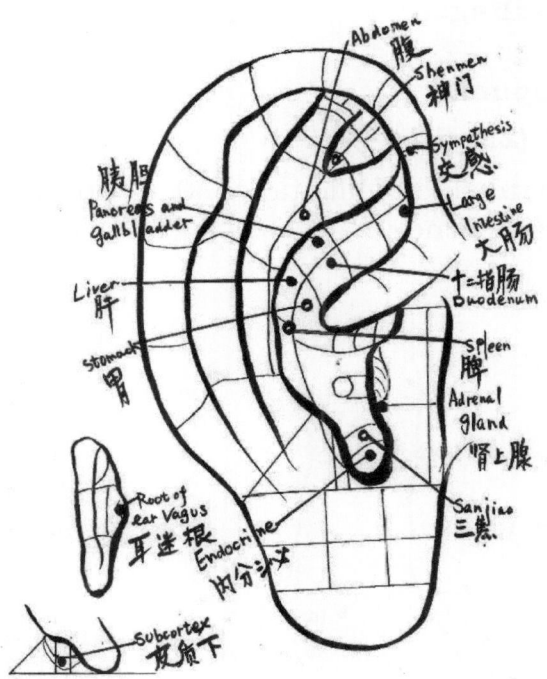

2-10 Fejlagtig Placering af Fosteret
胎位不正 **Taiweibuzheng**

Fejlagtig placering af fosteret betyder, at fosteret er i en unormal position i livmoderen efter tredive ugers graviditet. Det ses ofte hos multipara eller gravide kvinder, der har sløvhed i bugvæggen.

- **Behandlingen**
  Recepter
- **Hovedpunkt**
  BL-67 (Zhiyin 至阴)
- På lateral side af lille tå, ca. 0,1 cun fra neglens hjørne.

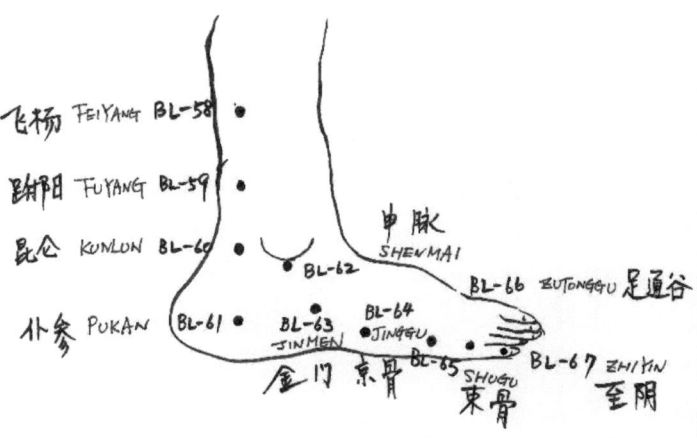

KAPITEL 3. Kirurgisk og Dermatologisk Sygdom

3-1 Bumser 痤疮 Cuochuang

Bumser er de fleste tilfælde i ansigtet, som kan frigive hvide legemer efter klemning. Dette følger af dannelsen af små pustler med let varierende feber, kløe og smertefølelse. Det opstår ofte i teenageårene.

- **Behandlingen**
  Recepter

- **Hovedpunkt**
  DU-14 (Dazhui 大椎)
- " Sea of Qi " punkt.
- Mødepunkt af Du meridian med Seks Yang meridian.
- På niveau med skulderen i fordybningen under torntappen i den syvende cervicales vertebrae.

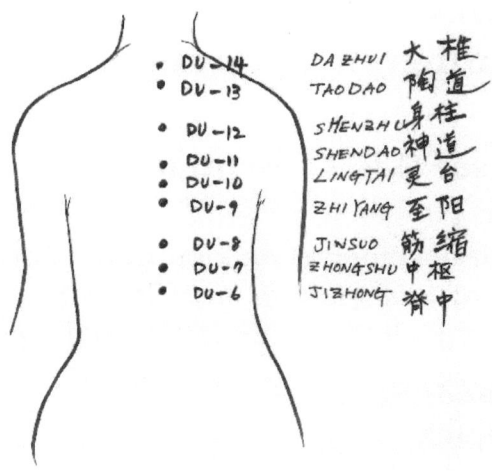

3-2 Eksem 湿疹 Shizhen

Det er en allergisk inflammatorisk dermatose. Det er opdelt i akutte og kroniske typer.

1. Akut

Det er kendetegnet ved en hurtig begyndelse af erytem. Klyngerne og flagerne kan gå i stykker ved at kradse, og det kan blive til svær kløe.

2. Kronisk

Efter gentagen angrebende eksem i lang tid kan det være forårsaget af blodmangel. Manifestationerne er ruhed af huden.

- **Behandlingen**
  Recepter
- **Hovedpunkt**
  DU-14 (Dazhui 大椎)
- " Sea of Qi " punkt.
- Mødepunkt af Du meridian med Seks Yang meridian.
- På niveau med skulderen i fordybningen under torntappen i den syvende cervicales vertebrae.

3-3 Psoriasis 银屑病 Yinxiebing

Det refererer til en kronisk hudtilstand, der er karakteriseret ved gentagen skællet dermatose og har nogle tørre sølv farvet hvide skæl dækket.

- **Behandlingen**
  Recepter
- **Hovedpunkt**
  LI-11 (Quchi 曲池)
- He-Sea punkt.
- I fordybning i den laterale ende af den tværgående fossa cubitalis fold.

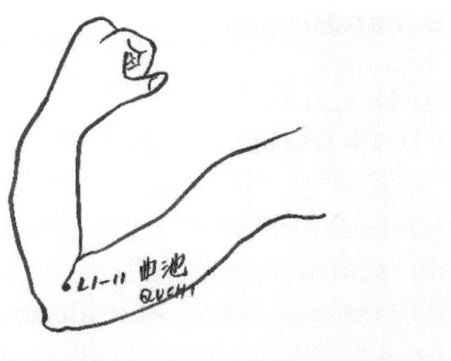

LI-11 曲池
QUCHI

• **Øre akupunktur**

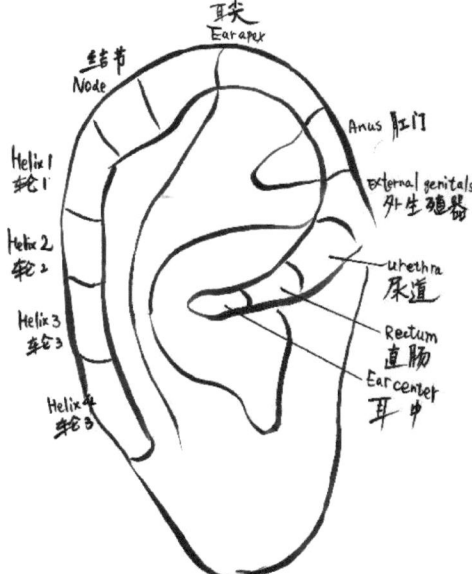

耳尖
Ear apex

结节
Node

Anus 肛门

Helix 1
轮 1

External genitals
外生殖器

Helix 2
轮 2

urethra
尿道

Helix 3
轮 3

Rectum
直肠

Helix 4
轮 3

Ear center
耳中

- **Ørespids (erjian 耳尖)**
- Ørespidsen er placeret ved den øvre spids øre og er overlegen i forhold til helix, når den er foldet mod tragus.

3-4 Urticaria 荨麻疹 Xunmazhen

Det er pludselig begyndende med kløende flad-toppede vabler af forskellig størrelse på huden. I TCM kalder det Vind vabel.

Manifestationerne er udseendet af hveler over huden med pludselig indtræden og hurtig forsvinden, og der er ingen spor efter bedring. Der er alvorlig kløe og røde udslæt på den berørte del.

- **Behandlingen**
  Recepter
- **Hovedpunkt**
  REN-8 (Shenque 神阙)
- I midten af umbilicus.

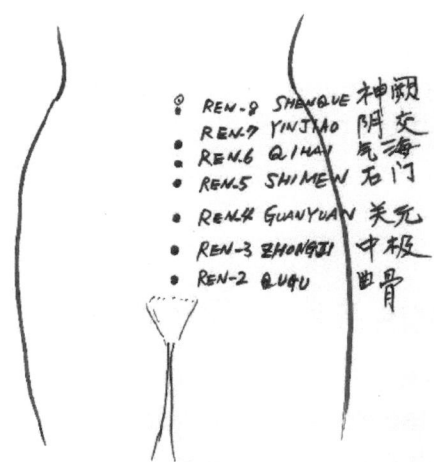

3-5 Hæmorider 痔疮 Zhichuang

Der er to lukkemuskler i anus: en ydre og en indre lukkemuskel. Når du anstrenger dig for at få afføring, stikker spidsen af tarmen ud af anus, og lukkemusklen strammer sig på den, hvilket forårsager overbelastning og vortelignende formationer. Hæmorider er dem, der river og bløder, når du har afføring. Begge er meget smertefulde.

Hvis du sidder i længere tid eller opholder dig et koldt sted, bliver blodgennemstrømningen omkring dine tarme og balder dårlig, og dine muskler bliver

svagere. Hvis blodgennemstrømningen omkring
balderne derimod er god, bliver tarmene elastiske,
der dannes ikke vorter, og der kommer ingen rifter.

- **Behandlingen**
  Recepter

- **Hovedpunkter**
  LU-6 (Kongzui 孔最)
- Xi-Cleft punkt.
- På radius mediale kant langs linjeforbindelsen
  LU-5, 5 cun nedenfor. 7 cun over LU-9.

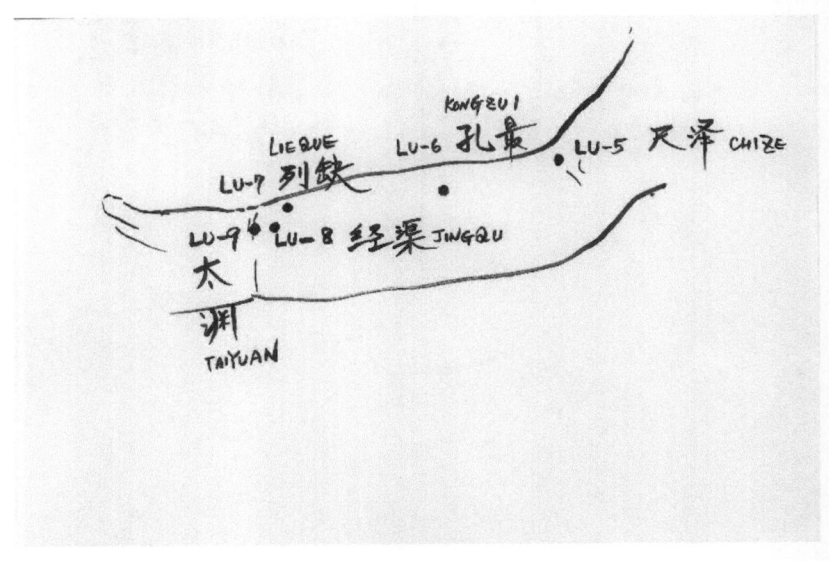

- **Sekundært punkt**
  ST-37 (Shangjuxu 上巨虚)
- Det nedre He Sea punkt i Tyktarmen.
- På underbenet, 6 cun, lavere end ST-35 (Dubi 犊鼻), en fingerbredde (langfingern), på siden af forkanten af skinnebenet.

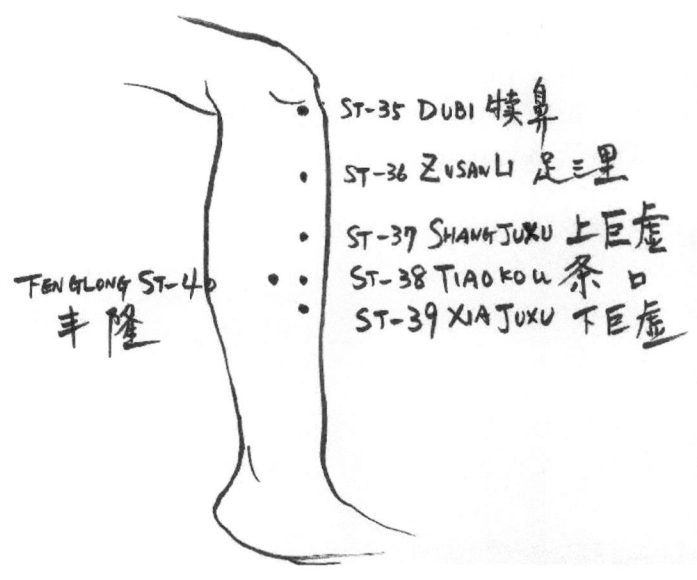

3-6 Ureterolithiasis 输尿管结石
Shuniaoguan jieshi

Dette er en almindelig sygdom i urinvejene, f.eks. nyresten, ureteral calculus, urethral calxulus og vesical calculus.

- **Behandlingen**
  Recepter
- **Hovedpunkt**
  KI-3 (Taixi 太溪)
- Yuan-source i nyremeridian.
- På den mediale malleolus i fordybningen mellem prominensen af den mediale malleolus og akillessenen.

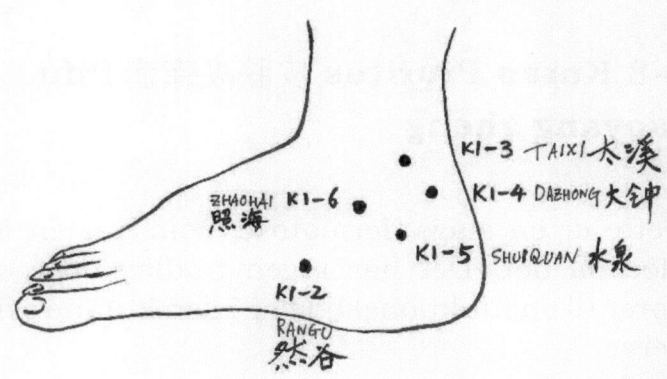

3-7 Prostatitis 前列腺炎 Manxing qianliexian yan

Dette er en sygdom i urinvejene hos unge og midaldrende mandlige patienter. Sygdommen, som kan være infektion af akut prostatitis, posterior urethritis, infektion i de øvre luftveje eller mundhulen. De almindelige patogener er streptokokker, colibacillus og stafylokokker. Dette kan være forårsaget af beskadigelse af perineum, overdreven alkoholindtagelse og overdrevet samleje.

- **Behandlingen**
  Recepter
- **Hovedpunkt**
  REN-8 (Shenque 神阙)
- I midten af umbilicus.

3-8 Kutan Pruritus 皮肤瘙痒症 Pifu saoyang zheng

Dette er en slags dermatose, som har en følelse af kløe på det. Det har ingen hudlæsioner, og dette hører til en funktionel lidelse i den kutane sensoriske nerve.

- **Behandlingen**
  Recepter
- **Hovedpunkt**
  KI-9 (Zhubin 筑宾)
- På den mediale kant af underbenet, 5 cun højere end KI-3 (Taixi 太溪), på linjen, der forbinder KI-3 (Taixi 太溪) og KI-10 (Yingu 阴谷).

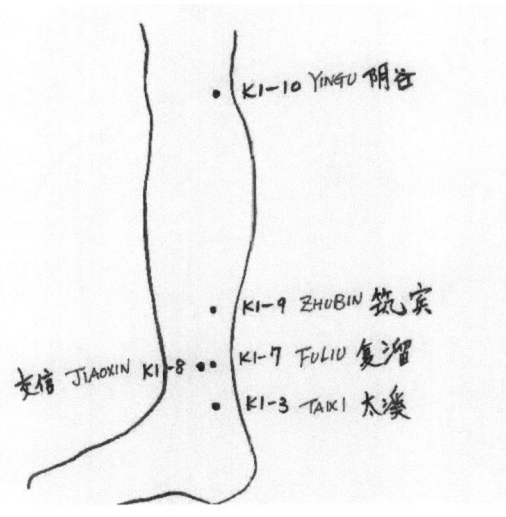

- **Sekundært punkt**
  SP-10 (Xuehai 血海)

- Sea of Blood.
- Når knæet er bøjet, 2 cun over den mediale kant af patella, direkte over SP-9 (Yinlingquan 阴 陵 泉).
- Når knæet er bøjet, skal du sætte håndfladen på den øverste kant af patellaen med fire fingre rettet opad, og tommelfingeren danner en vinkel på 45 grader med pegefingeren. Punkten er, hvor spidsen af tommelfingeren.

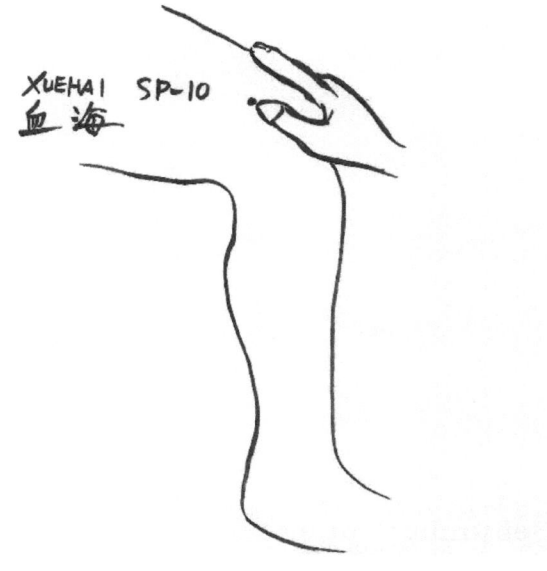

XUEHAI SP-10
血海

3-9 Kolelithiasis (Dannelserne af Galdesten) 胆石症 Danshi zheng

Dette er påvirket af kolecystitis og betændelse, og der findes sten på samme tid. Det kan forårsage flatulens, kolecystitis, obstruktiv gulsot, galdekolik. De kan angribe af feber, øvre mavesmerter. Dette er en almindelig kirurgisk sygdom.

- **Behandlingen**
  Recepter
- **Hovedpunkt**
  BL-19 (Danshu 胆俞)

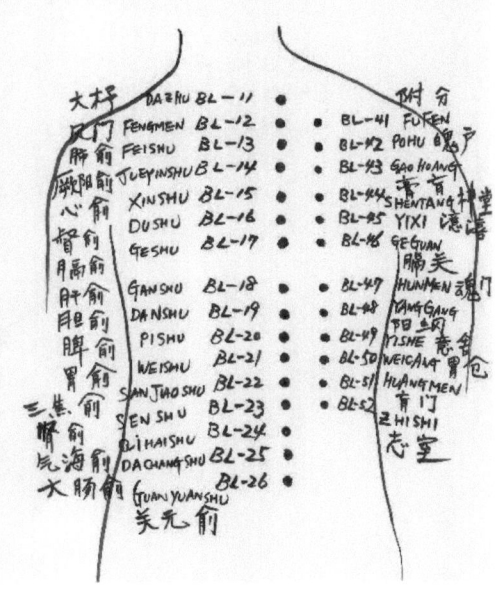

- "Back Shu" punkt af Galdeblære.
- På ryggen, under torntappen i den tiende ryghvirvel (T10) i thorax, 1,5 cun lateralt til den bageste midtlinje.

- **Sekundært punkt
  REN-8 (Shenque 神阙)**
- I midten af umbilicus.

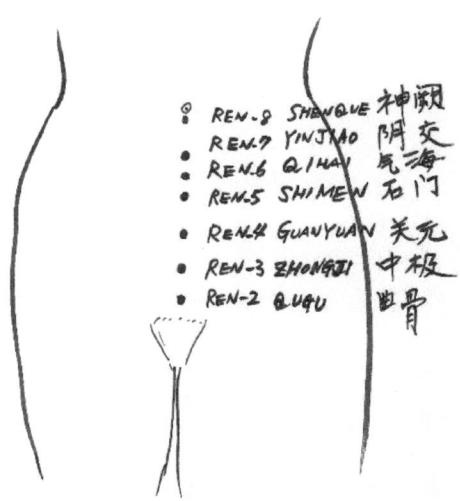

KAPITEL 4. Pædiatriske Sygdomme

4-1 Fåresyge 腮腺炎 Saixian yan

Det er akut infektionssygdom, forårsaget af fåresygevirus. Det er karakteriseret ved hævelse og smerte i ørespytkirtlen.

- **Behandlingen**
  Recepter
- **Hovedpunkt**
  SJ-20 (Jiaosun 角孙)
- Direkte over øre apex indenfor hårlinjen.

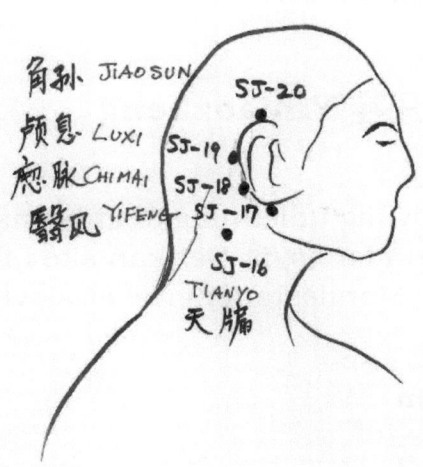

4-2 Infantil Diarré 小儿腹泻 Xiaoerfuxie

Det er en almindelig pædiatrisk sygdom, der hovedsagelig manifesteres ved hyppig afføring, vandig afføring. Det kan forekomme på enhver årstid, men forekommer oftest om sommeren og efteråret. Akut diarré kan være med forkert indtagelse, bakteriel infektion eller virusinfektion.

- **Behandlingen**
  Recepter

- **Hovedpunkt**
  REN-8 (Shenque 神阙)
- I midten af umbilicus.

4-3 Enuresis 遗尿症 Yiniaozheng

Det refererer til ufrivillig udledning af et barns urin. Det sker tilfældigt under søvn. Det kan ske i flere nætter under søvn. Manifestationerne er sløvhed, dårlig appetit.

- **Behandlingen**
  Recepter

- **Hovedpunkt**
  BL-23 (Shenshu 肾俞)

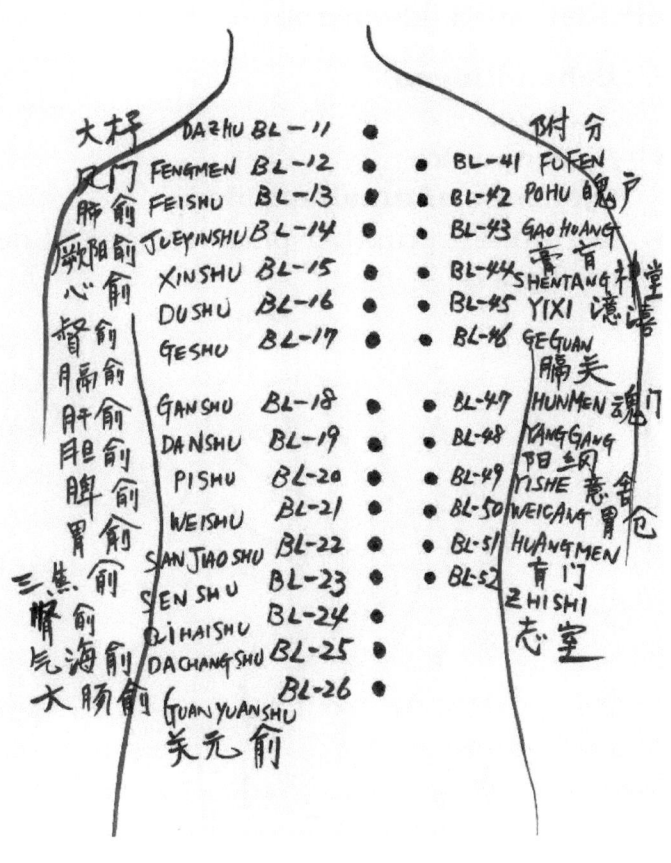

KAPITEL 5. Sygdomme i Øjne, Ører, Næse og Hals

5-1 Nærsynethed 近视 Jinshi

Det er kendetegnet ved, at øjnene kan se genstande i nærheden, men ikke fjerne.

- **Behandlingen**
  Recepter
- **Hovedpunkt**
  Øjenzone af øreakupunktur
- Aurikulært punkt er placeret i den 5. del af øreflippen.

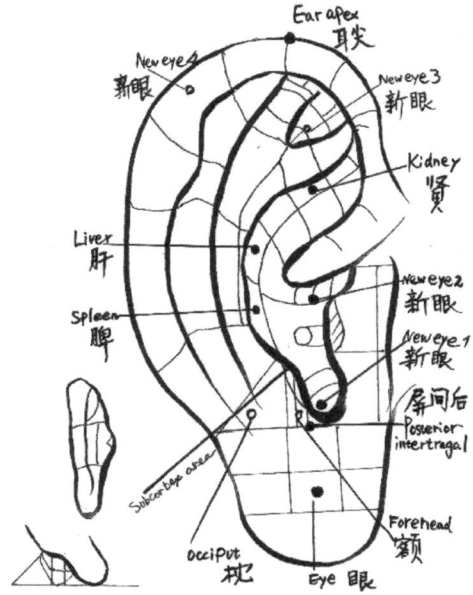

5-2 Dacryorrhea 泪溢 Leiyi

Dette betyder tåreflåd, som er forårsaget af hyperaktiv funktion af tårer sekretion.

1. Varme Tårer

Det skyldes ild og er kendetegnet ved løb af varme tårer mod vinden. Det er forårsaget af ophobning af varme i leveren og invasion af eksogen patogen vind, og det kan blive udsat for Yin mangel. Det manifesteres af varme tårer, rødme, hævede øjne, brændende smerte.

2. Kolde Tårer

Manifestationerne viser lakrimation, tårernes tyndhed uden varm følelse, men i nogle tilfælde løber der af tårer til kinden.

- **Behandlinger**
  Recepter

- **Hovedpunkt**
  EX-HN5 (Taiyang 太阳)
- I tindingedelen af hovedet, i fordybningen 1 cun bag midtpunktet mellem øjenbrynets laterale ende og den ydre øjenkrog.

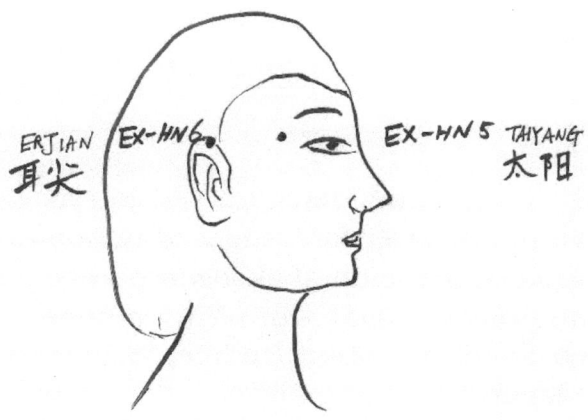

5-3 Optisk Atrofi 视神经 萎缩
Shishenjingweisuo

Dette er en kronisk øjenlidelse ved gradvis degeneration af synet.

- **Behandlinger**
  Recepter
- **Hovedpunkt**
  EX-UE6 (Xiaogukong 小骨空)
- På håndryg siden af lillefingeren, midten af det proximale interphalangeal led.

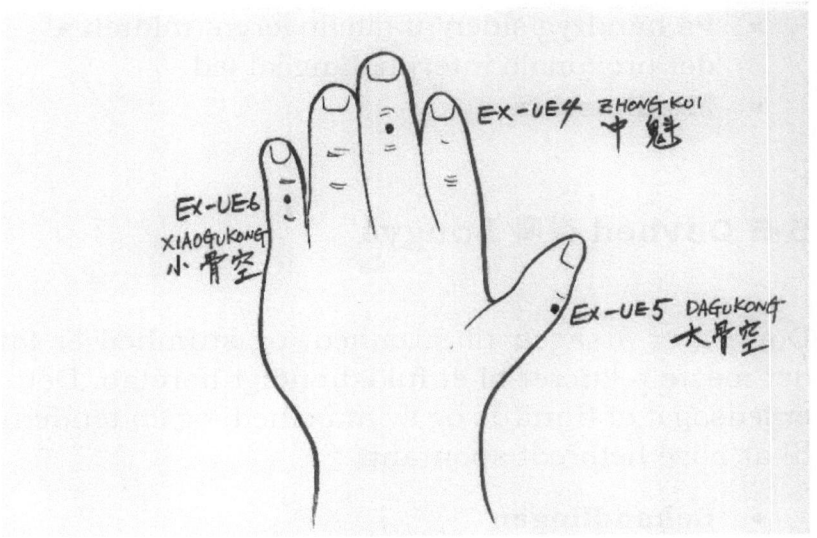

5-4 Bygkorn på Øjet 麦粒肿 Mailizhong

Det refererer til den inflammatoriske byld i
øjenlågets talgkirtel og forekommer ofte blandt unge.
Manifestationerne er kløe, rødme, smerte.

- **Behandlingen**
  Recepter

- **Hovedpunkt**
  EX-UE6 (Xiaogukong 小骨空)

- På håndryg siden af lillefingeren, midten af det proximale interphalangeal led.
- **Moxibustion**

5-5 Døvhed 聋哑 Longya

Døvhed er årsagen til stumhed, og stumhed er for det meste relateret til et fuldstændigt høretab. Dette er ledsaget af tinnitus og svimmelhed, og en tendens til at blive helbredt spontant.

- **Behandlingen**
  Recepter

- **Hovedpunkt**
  SI-19 (Tinggong 听宫)
- I fordybningen der dannes, når munden er åben. Foran til tragus og bagud for processus condylaris mandibulae af underkæbe.

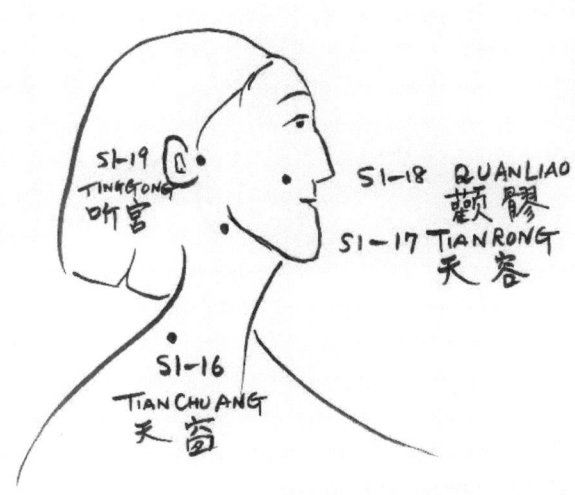

5-6 Tinnitus 耳鸣 Erming

Tinnitus er kendetegnet ved kontinuerlig ringning for øret.

- **Behandlingen**
  Recepter
- **Hovedpunkt**
  SJ-2 (Yemen 液门)
- Når den knyttede hånd klemmes, ligger den nærheden mellem ringfingeren og lillefinger.

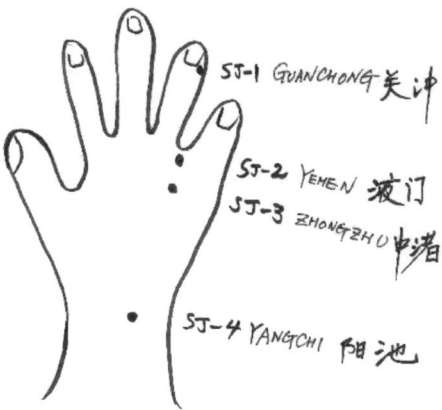

5-7 Rhinitis 鼻炎 Biyan

Dette er ved obstruktion og sekretion i næsen.

Dette er induceret af den eksogene Vind-Kulde eller Vind-Varme, forkert diæt, og manifestationerne er næsesekretion af tyk og gul slimhinde.

- **Behandlingen**
  Recepter
- **Hovedpunkt**
  LI 20 (Yingxiang 迎香)
- I den naso-labiale rille, i niveauet for midtpunktet for ala nasi.

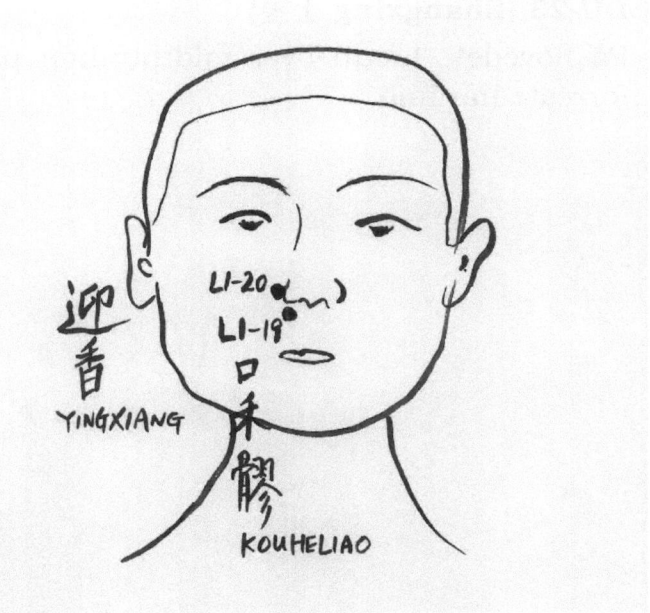

LI-20

LI-19

迎香
YINGXIANG

口禾膠
KOUHELIAO

5-8 Epistaxis 鼻衄 Binü

Epistaxis betyder næseblod, som kan være forårsaget af mykteriske eller generelle sygdomme. Naso-nasopharyngeal plexus for enden af den inferior nasal meatus er også et område, hvor næseblod er tilbøjelig til at forekomme.

- **Behandlingen**
  Recepter
- **Hovedpunkter**

DU-23 (Shangxing 上星)

- På hovedet, 1 cun over midtpunktet på den forreste hårlinje.

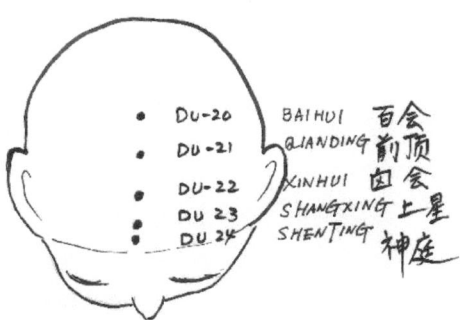

5-9 Halsbetændelse 扁桃体炎 Biantaotiyan

Det er forårsaget af betændelse ved invasionen af streptococcus og staphylococcus. Symptomet er præget af hævelse, smerte, feber, hovedpine, ondt i halsen, som forværres ved synkning.

- **Behandlingen**
  Recepter
- **Hovedpunkt**
  LU-11 (Shaoshang 少商)

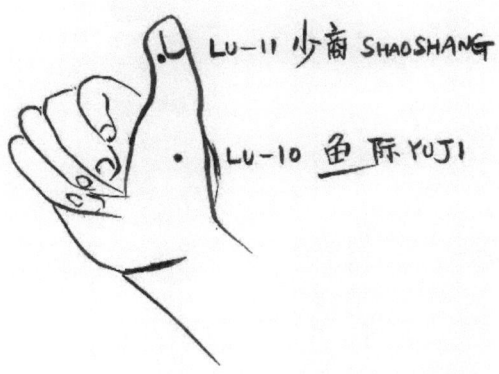

5-10 Blommehals 梅子喉咙 Meizi houlong

Blommehals er, som om halsen blev stukket af et stykke blomme. Symptomet er tør hoste og gentagen tom synkning, tør hoste, følelse af kløe.

- **Behandlingen**
  Recepter
- **Hovedpunkt**
  REN-22 (Tiantu 天突)
- På halsen, i midten af den fossa jugularis sternalis (suprasternal fossa).

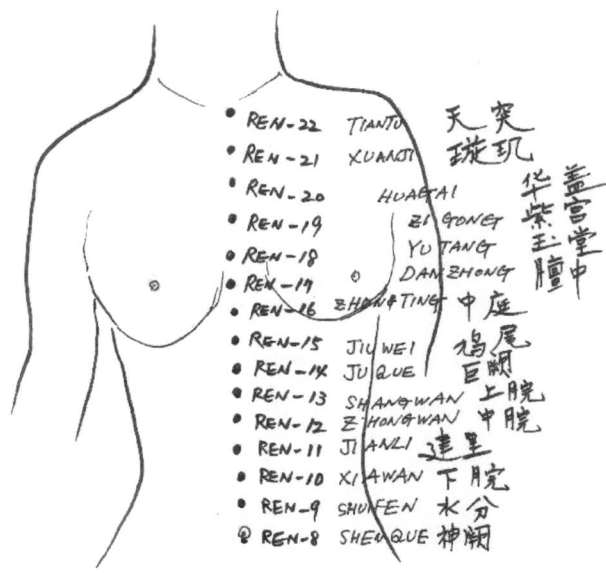

5-11 Sår i Munden 口腔溃疡 Kouqiang kuiyang

Dette er en slags spredt lille sår i slimhinden i munden.

- **Behandlingen**
  Recepter
- **Hovedpunkt**
  REN-8 (Shenque 神阙)
- I midten af umbilicus.

5-12 Tilstoppet Næse 鼻塞 Bise

Tilstoppet næse kan komme fra en forkølelse eller fra empyem.

En tilstand, hvor næsepassagerne er tilstoppede med næseflåd, som kan være løbende næse, slimhindeflåd eller hærdet næseflåd. Det er normalt, at der kommer slim ud af næsen, så hvis man lader det dræne jævnt, sætter det sig ikke fast i næsepassagerne.

- **Behandlingen**
  Recepter

- **Hovedpunkt**
  HT-3 (Shaohai 少海)
- He-Sea punkt i Hjertemeridian.
- Når albuen er bøjet, midt på linjen, der ligger den mediale ende af albuehulen.
- HT-3 forbedrer blodgennemstrømningen i næsen og har den effekt at udglatte

næsesekret. HT-3 er Acu-punkt med forkølelse og sundhed, der regulerer immunforsvaret.

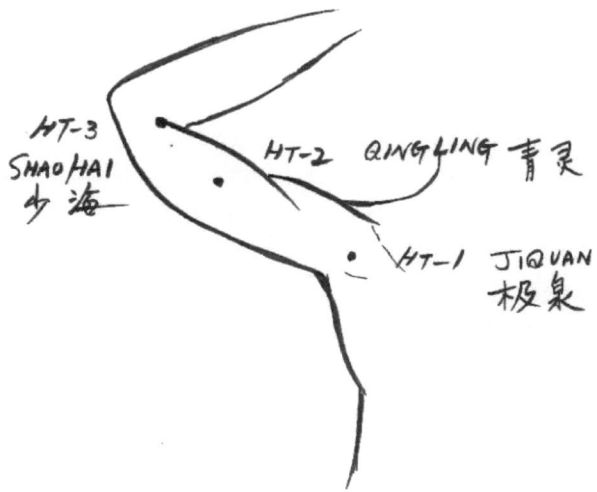

5-13 Næseblod 鼻血 Bixie

Næseblod opstår ikke kun på grund af alvorlige sygdomme, men også når du har et hedeslag, forkølelse eller man pudser din næse, har næseblod en tendens til at opstå omkring 1 cm dybt fra indersiden af næsen, hvor kapillærerne er tæt på den lave overflade, så selv en let skade vil forårsage blødning.

Blødning kan også opstå på grund af en simpel hedetur eller overdreven blodgennemstrømning, og også personer med hæmoragisk leukæmi eller lave blodkoagulationsfaktorer.

- **Behandlingen**
  Recepter
- **Hovedpunkt**
  BL-40 (Weizhong 委中)
- He-Sea punkt i Blæremeridian.
- På bagsiden af knæet, midtpunktet for den tværgående fold af poplitea fossa.

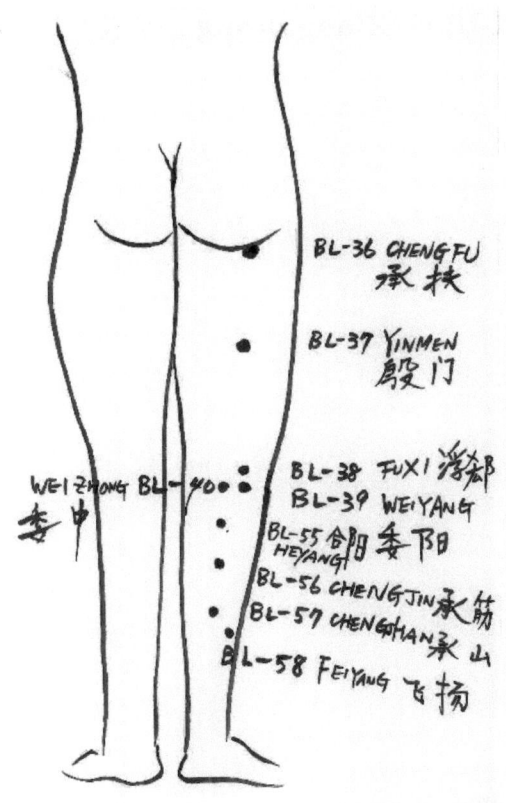

5-14 Øjentræthed 眼睛疲劳 Yanjing pilao

Det forårsager øjenbelastning. Øjentræthed og nakke- og skuldertræthed optræder sammen.

- **Behandlingen**
  Recepter
- **Hovedpunkt**
  EX-UE6 (Xiaogukong 小骨空)

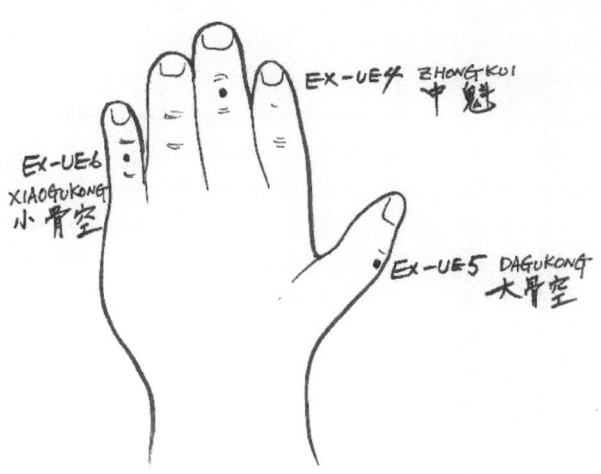

KAPITEL 6 Andet

6-1 Fedme 肥胖 Feipang

Det refererer til overdreven ophobning af fedt i kropsvævet. Klinisk er det opdelt i Simple og sekundære typer.

Simpel fedme: Det skyldes overspisning af fedtholdig, sød mad, der overstiger det normale forbrug af kropsvarme.

Sekundær fedme: Det er forårsaget af hypotalamus hypofyselæsioner og overudskillelse af hydrokortison.

- **Behandlingen**
  Recepter

- **Hovedpunkt**
  REN-4 (Guanyuan 关元)
- Front-Mu punkt af Tyndtarmen.
- På den nedre del af maven, 3 cun under umbilicus.

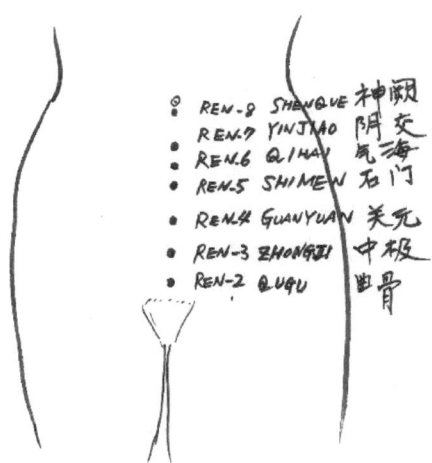

6-2 Ischias 坐骨神经 Zuogushenjingtong

Dette er smerten, der udstråler til iskiasnervens forgrening i hofteområdet, bageste laterale aspekt af benet.

1. Primær Iskias
Det er kendetegnet ved en pludselig begyndelse af kontinuerlig skarp smerte, der forværres med kulde, lindres med varme.

2. Sekundær Iskias

Dette er en langsomt begyndende smerte, som kan involvere primære læsioner, der udstråler smerter på grund af lumbal degeneration. Smerten er værre ved hoste, nysen.

- **Behandlingen**
  Recepter
- **Hovedpunkt**
  GB-30 (Huantiao 环跳)
- På den postero-laterale side af hofteleddet, en tredjedel af afstanden mellem prominence af den store trochanter og sacrococcygeal hiatus.

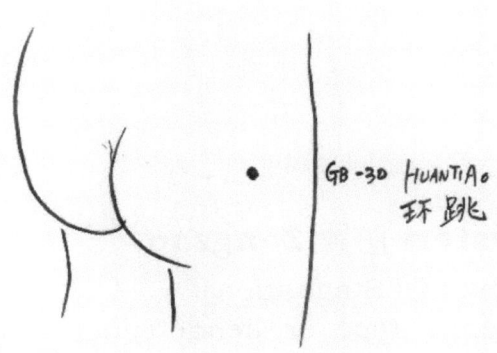

- **Sekundært punkt**

  GB-31 (Fengshi 风市)

- På laterale midtlinje af låret, 7 cun højere end popliteal fold, når patienten står oprejst med armene frit hængende, er punktet spidsen af langfingeren.

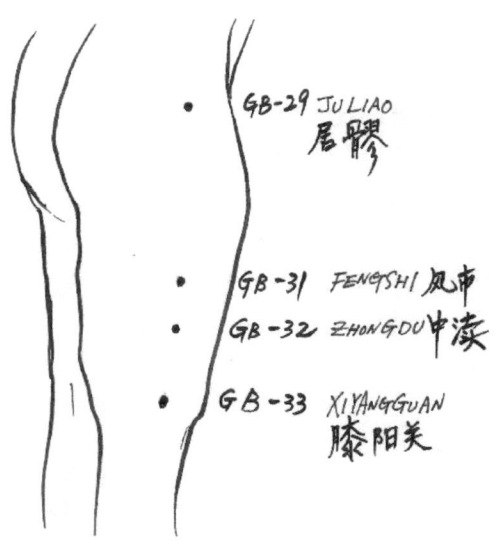

6-3 Hysteri 脏躁 Zangzao

1. Lever Qi Stagnation
   Denne type er kendetegnet ved rastløshed, mental depression, dårlig selvkontrol, irritabilitet, rød tunge belægning, wiry puls.

2. Følelsesmæssig Depression

Denne type er kendetegnet ved nedtrykthed, følelsesmæssig uro, konstant gråd af sorg, bleg tunge med hvid belægning, trådet puls.

- **Behandlingen**
  Recepter

- **Hovedpunkt**
  ST-9 (Renying 人迎)
- Ud for med spidsen af Adam æble, på den forreste kant af sternocleidomastoid muskel, hvor den almindelige halspulsåre kan mærkes.

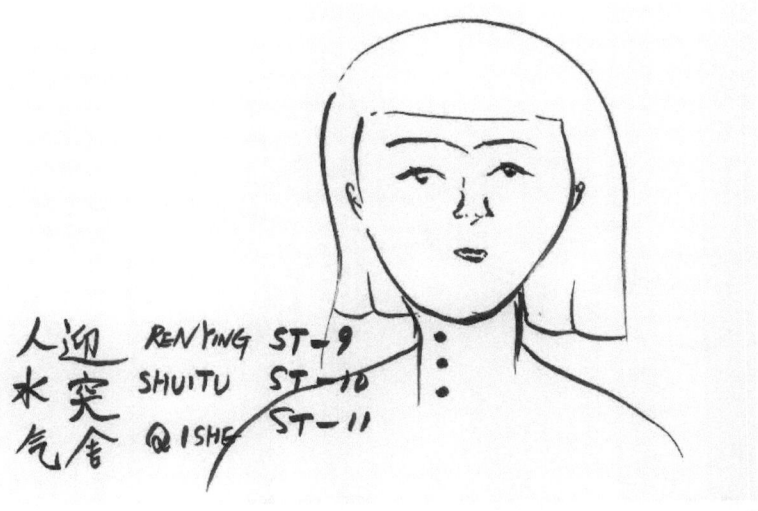

6-4 Ansigtsspasme 面肌痉挛 Mianjijingluan

Dette er almindeligt hos kvinder og refererer til krampe på den ene side af ansigtet.

Det kan forværres af træthed, mental stress og fysisk bevægelse.

- **Behandlingen**
  Recepter
- **Hovedpunkt**
  SI-3 (Houxi 后溪)

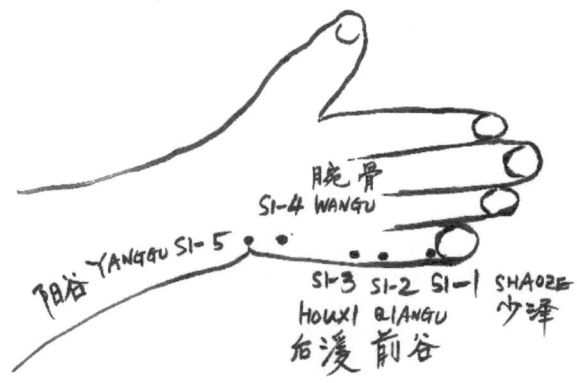

6-5 Ansigtslammelse 面瘫 Miantan
Afvigelse af øje og mund 口眼歪斜 Kouyanwaixie

Omtales som afvigende mund og øjne. Lammelsen forekommer mest på den ene side, mest blandt unge og midaldrende mennesker.

Dette er forårsaget af svaghed i meridianerne, som angribes af den eksogene patogene vind-kulde eller vind-varme og førte til slapphed i muskler ved Qi-stagnation og blodstasis i ansigtets meridianer.

- **Behandlingen**
  Recepter
- **Hovedpunkt**
  SJ-17 (Yifeng 翳风)
- Bag øreflippen, i fordybningen mellem den underkæbe og mastoideus process (prominens).

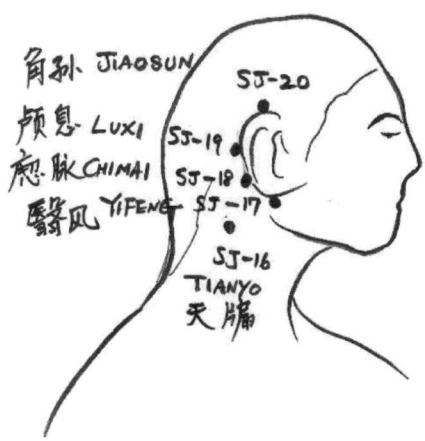

6-6 Høfeber 花粉过敏 Huafen guomin

Symptomer på høfeber omfatter kløende øjne, rindende øjne, løbende næse, kløende hals og nysen. Mennesker med stærkt immunforsvar er følsomme over for pollen og behandler pollen som et fremmed stof, der forårsager høfeber.

Derudover udvikler mennesker med andre allergier ofte høfeber.

- **Behandlingen**
  Recepter
- **Hovedpunkt**
  Li-11 (Quchi 曲池)
- He-Sea punkt.
- I fordybning i den laterale ende af den tværgående fossa cubitalis fold.

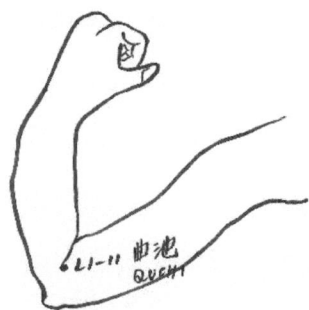

6-7 Tømmermænd, Bilsyge 宿醉 Su zui、晕 车 yunche

Tømmermænd er mere alkohol, end leveren kan klare. Leveren forarbejder alkoholen til harmløse stoffer, men for meget alkohol, kan ikke bearbejdes, og alkoholen bliver i kroppen. Alkohol, der er tilbage i kroppen, kommer også ind i hjernen. Alkohol, der ikke nedbrydes af leveren, sendes gennem hele kroppen gennem blodet, hvilket giver symptomer som hovedpine og kvalme. Det forårsager forskellige symptomer på tømmermænd.

- **Behandlingen**
  Recepter

- **Hovedpunkt**
  LIV-1 (Dadun 大敦)
- På lateralsiden af ryggen af den store tå, dorsum, 0,1 cun ved siden af neglens hjørne.

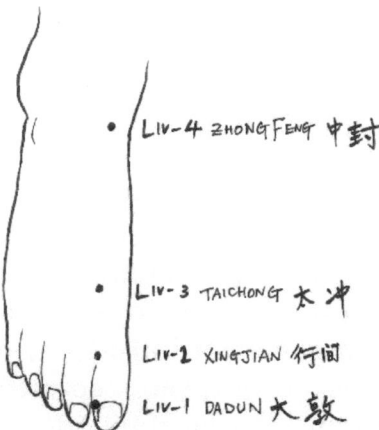

6-8 Hælsmerter 脚跟痛 Jiaogen tang

Symptomerne er hovedsageligt forstuvning, smerter ved hælkontakt med jorden og vanskelige at gå.

- **Behandlinger**
  Recepter
- **Hovedpunkt**
  Ashi punkt

6-9 Reguler Overvægt og Metabolisk Funktion 调节多余体重和代谢功能. Tiaojie duoyu tizhong he daixie gongneng

Der er to typer fedt: kropsfedt og organfedt. Kropsfedt er det subkutane fedt, der ophobes omkring maven, og organfedt er det fedt, der ophobes i indre organer. Organfedt er årsagen til lever- og hjertesygdomme. Årsagerne til overvægt er mangel på motion og for meget ubalanceret ernæring samt overanstrengelse og stress.

- **Behandlingen**
  Recepter
- **Hovedpunkt**
  SP-8 (Diji 地机)
- Xi-Cleft punkt i Miltmeridian.
- 3 cun under SP-9 (Yinlingquan 阴陵泉) på linjen, der forbinder spidsen af den mediale malleolus.

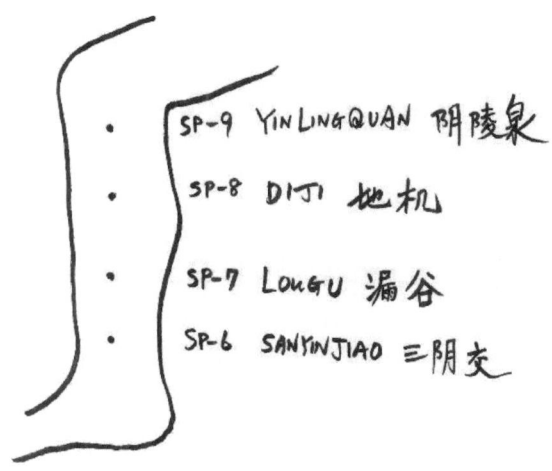

(1) Mangel på energi og vitalitet

- **Hovedpunkt**
  KI-1 (Yongquan 涌泉)

- På sålen af foden ved forbindelsen mellem den forreste tredjedel og bagerste to tredjedele af sålen mellem anden og tredje metatarsal knogler.

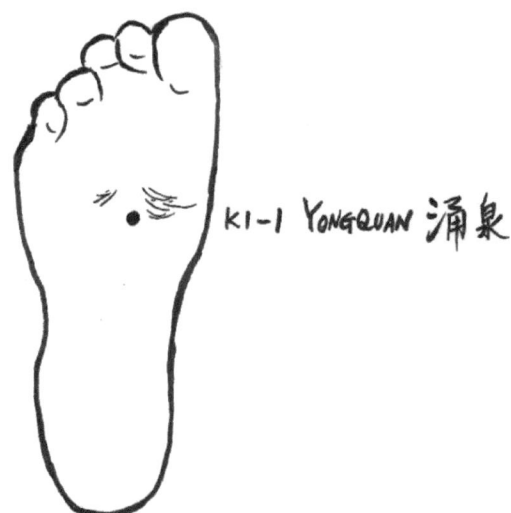

6-10 Rygsmerter 背疼 Bei teng

Arbejder man med computer med hænder løftet foran, vil ryggen begynde at gøre ondt. Hænderne og skuldrene er simpelthen artikuleret af kravebenet og skulderbladet, og muskler og sener i nakke og skuldre understøtter vægten af armene og psoas muskler arbejder også for at balancere dem. Disse er overanstrengte muskler, så det er bedst at give dem en pause fra tid til anden.

- **Behandlingen**
  Recepter
- **Hovedpunkt**
  P-8 (Laogong 劳宫)
- På håndfladen mellem den anden og tredje metacarpale knogler. Når hånden er knyttet, er lavet, er punktet under spidsen af langfingeren.

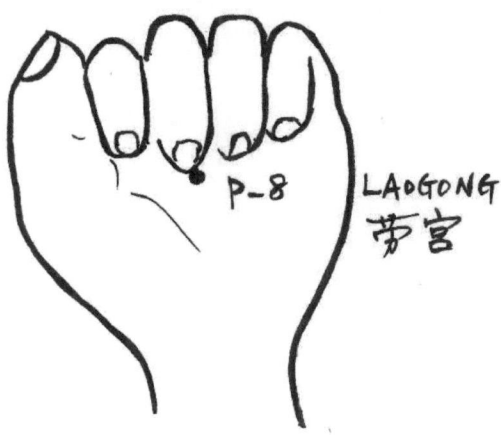

6-11 Occipital Neuralgi 枕部神经痛

Zhen bu shenjing tong

Dette refererer til smerter i det occipitale og øvre cervikale område, og det er ofte forårsaget af infektion, nakkeforstuvning osv. Dets manifestationer er smerter i det occipitale område og det øvre cervikale område, som er induceret af akavet bevægelse af nakken, nysen og hoste.

- **Behandlingen**
  Recepter
- **Hovedpunkt**
  GB-20 (Fengchi 风池)
- Under occiput, på samme niveau som Du-16 (Fengfu 风府), i fordybningen mellem sternocleidomastoid og trapezius musklerne.

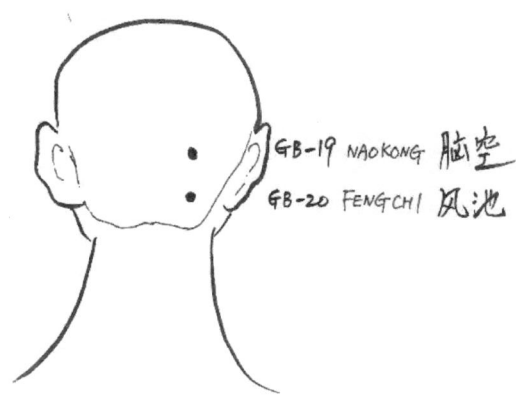

GB-19 NAOKONG 脑空

GB-20 FENGCHI 风池

6-12 Smerter i Panden 额头疼痛 Etou tengtong

Dette er en slags smerte i panden, supraorbital knogle, migræne, hovedpinesyndrom.

- **Behandlingen**
  Recepter

- **Hovedpunkt**
  BL-60 (Kunlun 昆仑)
- Bag ankelleddet i fordybningen ved siden af laterale malleolus.

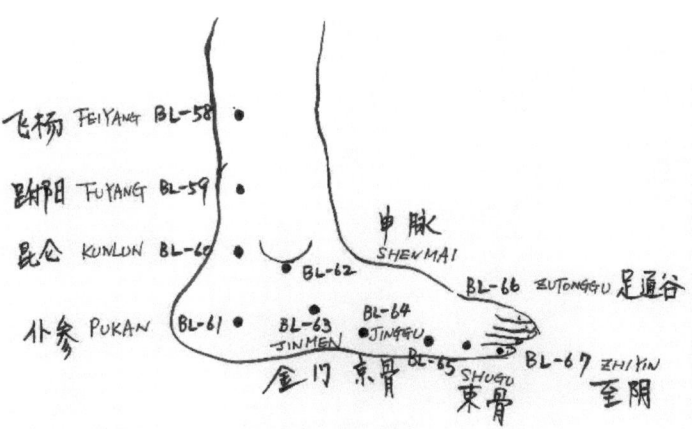

6-13 Trigeminusneuralgi 三叉神经痛

Sancha shenjing tong

Dette er kendetegnet ved pludselige anfald af stærke smerter i ansigtsområderne, af trigeminusnerven, overkæbe og underkæbe. Angreb kan gentage sig flere gange dagligt.

- **Behandlingen**
  Recepter
- **Hovedpunkt**
  SI-19 (Tinggong 听宫)
- I fordybningen der dannes, når munden er åben. Foran til tragus og bagud for processus condylaris mandibulae af underkæbe.

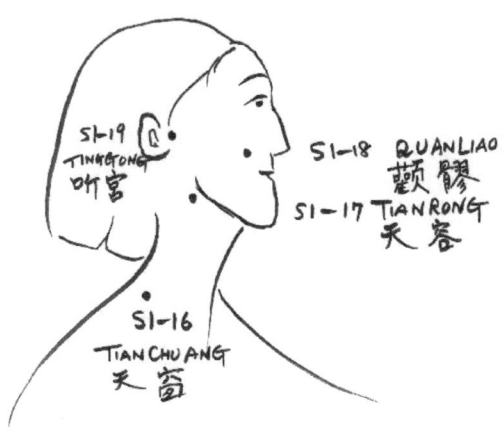

- **Sekundært punkt**
- **GB-14 (Yangbai 阳白)**
- På panden, direkte over pupillen, 1 cun over midten af øjenbrynet.

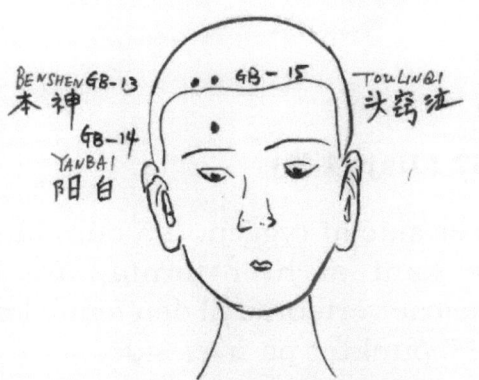

6-14 Cervikal Spondylopati 颈椎病 Jingchuibing

Dette henviser til, at halshvirvelen stimulerer og undertrykker den cervikale nerverod, rygmarven, vertebral arterie og sympatisk nerve, hvilket forårsager smerter omkring halsen, underarmen, skulderen, bevægelse af hovedet, følelsesløshed i underekstremiteterne, tung fornemmelse, svimmelhed, hovedpine.

- **Behandlingen**
  Recepter
- **Hovedpunkt**

Plum blossom Needle

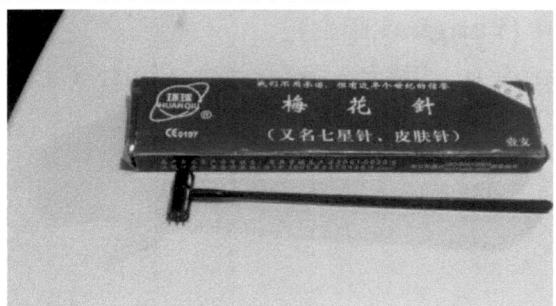

EX-B2 (Jiaji 夹脊)

- På hver side af ryggen, 0,5 cun, lateral til den nedre kant af hver torntap fra den første thoracicae vertebrae til den femte lændehvirvel, i alt 17 punkter på hver side.

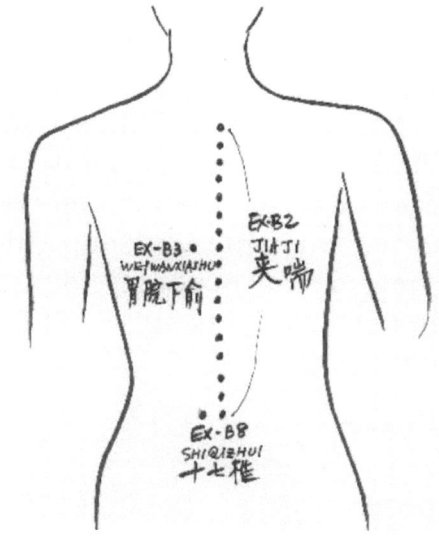

6-15 Knæsmerter 膝盖疼痛 Xīgai tengtong

Knæsmerter hos unge kommer ofte fra skader som skiløb eller trafikulykker. Ældre mennesker kan have degenerative knæled, eller de kan have en sygdom i deres knæ uanset deres alder. Det kan forårsage læsioner i blødt væv såsom muskler, sener, ledbånd osv. Manifestationer er smertefulde, ømhed hævelse og begrænsning af bevægelse.

- **Behandlingen**
  Recepter
- **Hovedpunkt**
  EX-LE4 (Xiyan 膝眼
- Når knæet er bøjet, i fordybningen på mediale og laterale side af det patellar ledbånd, den mediale side kaldes Neixiyan 内膝眼, på lateralsiden kaldes Waixiyan 外膝眼.

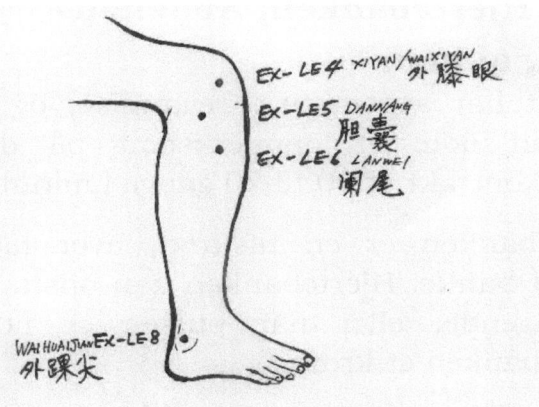

- **Sekundært punkt**
  EX-UE5 (Dagukong 大骨空)

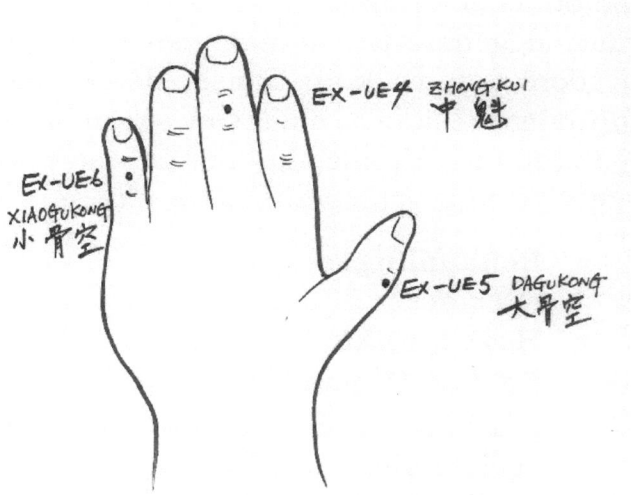

6-16 Hjertebanken, Åndenød 心悸、气短 Xinji, qiduan

Hjertet har automatisk bevægelse, og selvom det normalt ikke er opmærksomt på det. Normal hjertekontrakt er 60 til 70 gange i minuttet.

Hjertebanken er en tilstand, hvor man mærker hjertet banke. Hjertebanken kan opstå, når pulsen er stigende, eller når pulsen er normal, men hjertebanken er kraftig.

Det kan også opstå på grund af hjertesygdomme, anæmi og ved at indtage for meget tobak, kaffe eller alkohol.

- **Behandlingen**
  Recepter
- **Hovedpunkt**
  P-4 (Ximen 郄门)
- På håndflade side af underarmen, 5 cun over den tværgående fold på håndleddet, på linjen, der forbinder P-3 (Quze 曲泽) og P-7 (Daling 大陵), mellem senerne på palmaris longus og flexor carpi radialis.

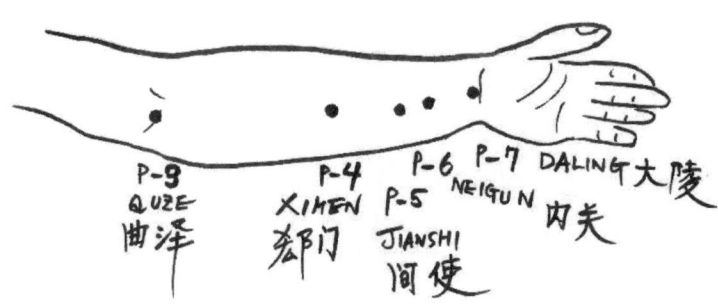

P-3
QUZE
曲泽

P-4
XIMEN
郄门

P-5
JIANSHI
间使

P-6
NEIGUN

P-7 DALING 大陵
内关

6-17 Træthed 疲倦 Pijuan (overanstrengelse)

Hvis patienter fortsætter med at arbejde med hævede hænder, vil patientens ryg begynde at gøre ondt. Hænderne og skuldrene artikuleres simpelthen af kravebenet og skulderbladet, og muskler og sener i nakke og skuldre understøtter vægten af armene, og psoas-musklerne arbejder også på at balancere dem.

- **Behandlingen**
  Recepter
- **Hovedpunkt**
  P-8 (Laogong 劳宫)
- På håndfladen mellem den anden og tredje metacarpale knogler. Når hånden er knyttet, er lavet, er punktet under spidsen af langfingeren.

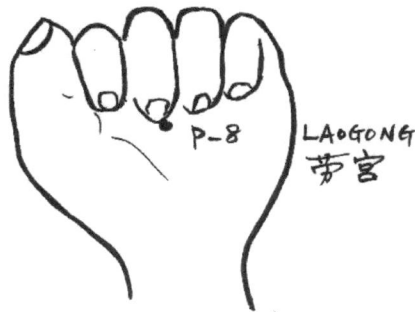

Reference 参考文献

1. Emi Akimoto, Hand and Foot Acupuncture

2. Chen Decheng, Diseases Treated by Single Point of Acupuncture

3. Sumiko Knudsen, Acupuncture Meridians and Points

4. Sumiko Knudsen, Ear Acupuncture

5. Sumiko Knudsen, Acupuncture for Weight Loss

6. Sumiko Knudsen, Scalp Acupuncture

Anden literatur for traditionel kinesisk medicin af Sumiko Knudsen

1. Acupuncture for Weight Loss
2. Akupunkture til Vægttab
3. Acupuncture Meridians and Points
4. Akupunktur Meridianer og Punkter
5. Ear Acupuncture
6. Øre Acupunctural
7. Body Acupuncture, Clinical Treatment
8. Krop Akupunktur, Klinisk Behandling
9. Acupuncture and Moxibustion
10. Akupunktur og Moxibustion
11. Scalp Acupuncture
12. Hovedbundsakupunktur
13. Hand Acupuncture Clinical Treatment
14. Hånd Akupunktur Klinisk Behandling
15. Foot Acupuncture Clinical Treatment
16. Fod Akupunktur Klinisk Behandling
17. Single Point Acupuncture